Healthy Eating

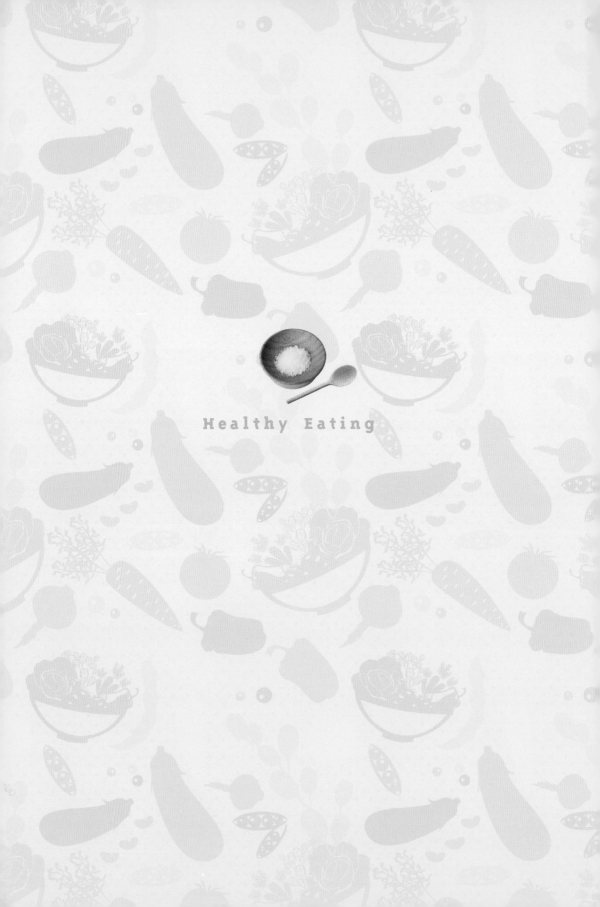

Healthy Eating

乐悠生活
LEYOU LIFE

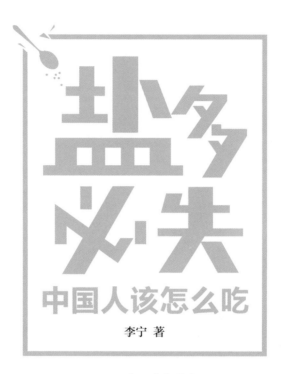

盐多必失

中国人该怎么吃

李宁 著

yanduobishi
zhongguoren gai zenmechi

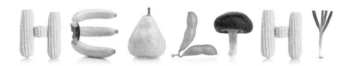

山西出版传媒集团
山西科学技术出版社

图书在版编目 (CIP) 数据

"盐" 多必失：中国人该怎么吃 / 李宁著. —太原：
山西科学技术出版社，2015.1
ISBN 978-7-5377-4984-8

Ⅰ. ①盐… Ⅱ. ①李… Ⅲ. ①膳食营养 Ⅳ. ① R15

中国版本图书馆 CIP 数据核字（2014）第 238723 号

"盐"多必失：中国人该怎么吃

作　者	李　宁		
出版策划	张金柱	责任编辑	张东黎
文图编辑	鹿　瑶	美术编辑	王道琴

出　版	山西出版传媒集团·山西科学技术出版社
	（太原市建设南路21号　邮编：030012）
发　行	山西出版传媒集团·山西科学技术出版社
	（电话：0351－4922121）
印　刷	北京尚唐印刷包装有限公司

开　本	710毫米×1000毫米　1/16
印　张	12
字　数	250千字
版　次	2015年1月第1版
印　次	2015年1月第1次印刷

书　号	ISBN 978-7-5377-4984-8
定　价	35.00元

如发现印、装质量问题，影响阅读，请与发行部联系调换。

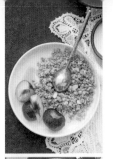

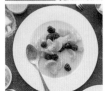

在当今这个时代，越来越多的人开始重视饮食养生，吃饭已经不再只为了果腹，而是为了营养。很多人都开始关注养生，各种各样的养生法也如雨后春笋一般层出不穷，以至于很多人竟然会相信了"绿豆治百病"之类的说法。其实吃出营养，吃出健康，是门很大的学问，并不是简单地跟随菜谱或者只吃某种食物就能达到目的。食物的种类繁多，相互之间的搭配组合又何止成百上千，再加上不同的烹调方法，其中的奥秘值得我们进行深入的探讨。即使对于业内人士来说，人体健康、营养、饮食、烹调也是一门做不完的功课。

对于不以营养饮食为专业的人来说，在饮食中追求健康，最简单的方法就是尽量避免一些误区。以"盐"为例，俗话说："无盐百味淡"，盐是做菜必不可少的基础调味料，用对了会让食物更好吃，用错了就会给人体带来很多健康隐患。科学调查显示，食盐摄入量过高会导致血压升高、血浆胆固醇值升高、促进动脉粥样硬化、致胃癌、加快骨钙丢失等病症。

本书归纳了从食材到烹饪方法，从饮食习惯到人群特点等日常生活中经常容易犯的一些饮食错误，并列举了大量的健康饮食习惯和营养知识。希望能够帮助广大读者尽早发现饮食习惯中存在的错误和误区，早日掌握健康的饮食方法。

李宁

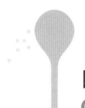

目录
Contents

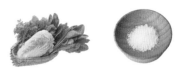

Part 02 "吃好"比"好吃"更重要

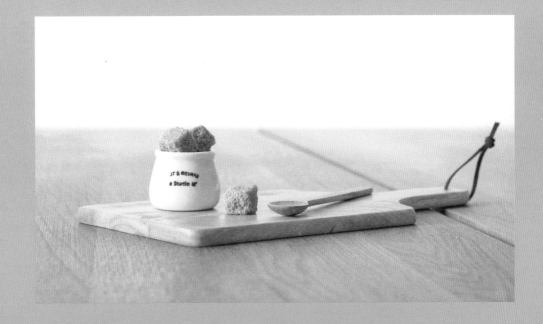

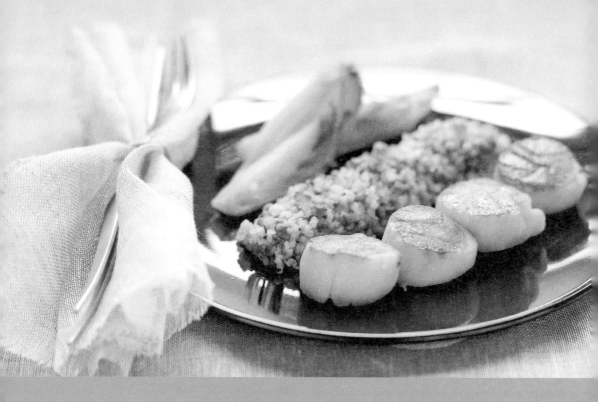

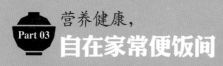

营养健康，

Part 03
自在家常便饭间

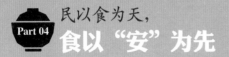

Part 04 民以食为天，食以"安"为先

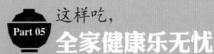

Part 05 这样吃，全家健康乐无忧

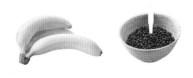

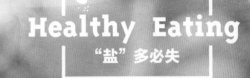

| Part 01 |

把好厨房健康关，
才能算是好厨子

Chapter 01

油盐酱醋，你吃对了吗

烧煮肉类怎样使用香辛料

烧煮肉类时常添加的香辛料有豆蔻、山奈、大料、茴香、白芷、紫苏、丁香、砂姜等，但香辛料并不适合所有的炖煮肉类。一般制作本色菜品时，应谨慎添加香料，否则，成品色泽会比你想象的要深。比如肉桂会使汤汁呈浅褐色，要保持色泽可以用香叶代替。肉蔻一类有壳的香料，可在使用前拍开，以加速汤汁入味。腌渍畜禽类材料时，除了常用的葱末、姜末外，很多人喜欢添加桂皮、豆蔻、香叶、白芷等香料，但在实际腌渍过程中，食材是很难吸收这类香料的香气的，操作时可将桂皮、豆蔻、白芷等较为干爽的调料研磨成粉，用料酒调匀后再用于腌渍。

不同的烹调方式宜选择不同的油

1.制作冷菜应选用橄榄油、植物油、椰子油或淡奶油等。

2.烤制点心时一般使用动物油，比如黄油、奶油等。

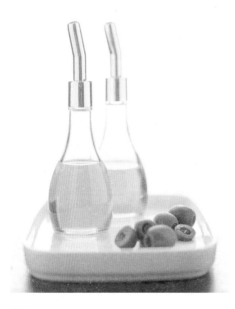

3.需要有独特味道的菜品可以用月桂油、丁香油、芥籽油、玫瑰油等，此类油品是增香味、除异味的最佳用油，腌渍浇淋均可。

4.蒸制面食时，在发面团里揉进一小块黄油，能使面食蓬松柔软、香甜、有弹性。

橄榄油怎么吃最健康

做完菜（特别是一些不吸油的菜）后，再在菜上浇上橄榄油，这样食用既健康又可以使食物更香滑，味道更醇厚。做馅料食物时，可将橄榄油和入馅料中，比如饺子，煮熟后口感爽滑，味道鲜美。涮火锅的调料中可加入适量的橄榄油，把食物从涮锅中捞出后，放入加了橄榄油的调料中拌一拌，再入口，口感更细腻。蛋炒饭即将出锅前淋上橄榄油，果香扑鼻，粒粒留香。

◎ 酱油调味要讲究时间

酱油中的咸味来自盐，鲜味来自曲料分泌的蛋白酶，甜味来自淀粉，而酸味来自葡萄糖经乳酸菌发酵生成的乳酸、醋酸和琥珀酸等有机酸。酱油经过加热，会生成芳香气，但是这种香气会很快挥发。如果酱油加热时间过长，包括鲜味较浓的谷氨酸钠在内的氨基酸和其他鲜味物质会大量流失；而由淀粉生成的糖分，会遇高温而焦化，生成苦味，其有机酸会与酱油中微量的酒精发生反应，在产生芳香气味后，很快挥发。因此，炖制的菜品，酱油要在菜品达到七成熟时添加，这时放酱油，既能起到调味的作用，又能保持酱油的营养价值及鲜美滋味。

◎ 你知道调味新宠果醋怎么吃吗

果醋是以水果为原料，如苹果、山楂、葡萄、柿子、梨、杏、柑橘、猕猴桃、西瓜等，或以果品加工下脚料为主要原料，利用现代生物技术酿制而成的一种营养丰富、风味优良的酸味调味品。其营养保健价值比醋要丰富得多，是人们近年来推崇的调味新品。果醋能促进身体的新陈代谢，调节酸碱平衡，消除疲劳，含有十种以上的有机酸和人体所需的多种氨基酸。醋的种类不同，有机酸的含量也各不相同。利用果醋入菜时，要在腌渍时或出锅前加入，否则，加热太久会使香气挥发掉。做水果沙拉的时候也可加入适量的果醋，或者用果醋来制作沙拉酱，这样不但口味和口感更好，而且有助于吸收水果中的维生素、微量元素。

但是要注意，果醋并不是人人都能食用的，由于果醋对胃黏膜有一定的刺激作用，所以胃溃疡和胃酸过多者不宜多食；因为果醋能改变胃中局部环境的酸碱度，所以服用某些碱性药物时不要食用，以免使药物不能发挥作用。

调味四宝投放有讲究

葱、姜、蒜、花椒因其独特的魅力被我们评为"调味四宝"，一般使用这些调味品只是凭着自己的爱好，或者参考老一辈的经验。其实，这四种调味品的使用及投放很有讲究。

一般这四宝多与肉食类搭配一起使用，而且不同的肉食种类搭配的调料也不同，烧制牛肉、羊肉等肉食时要多放花椒，花椒可以暖身，还能解毒；而禽肉类（鸡鸭）应该多放蒜，它可以让肉更鲜更香，同时还能防止我们拉肚子；做鱼类时最好多放姜，因为鱼性寒，有腥味，姜既能去腥又能缓和鱼的寒性，还能帮助我们消化；吃贝类食物时有些人会产生过敏性咳嗽、腹痛等症状，在做这些食物时就要多放些葱，葱不仅缓解了贝类的寒性，还能帮我们避免过敏反应。

除了根据食物原料的性质来决定四宝的投放外，不同的烹饪方法，对葱、姜、蒜的切工要求也不同，如果是"红烧"，应将葱切成段，姜、蒜切成片；如果是"干烧"，应将葱、姜、蒜切末；如果是清蒸，应将葱、姜、蒜切丝，蒸熟后捡出，只取其味道；如果是"炒制"，应将其切片或丝，先放入油中爆香，再将食材放入锅中。

大葱调味的十大妙用

1.大葱调味具有除去材料中的异味，增加香味，增进食欲等作用。

2.大葱在油中加热能使辛辣味的二硫化物产生香味，辣味减少、甜味增加。

3.葱白适合除异味，葱叶多有调味的作用。葱白切大段，入肉汤中还能吸附肉汤中未撇净的血沫。

4.在烧煳的饭中插入一段葱段，能降低或消除煳味。

5.用葱花炝锅时，油温不能过高，避免葱煳。将葱煸焦黄后捞出即是简单的葱油，用来烹制异味较重的原料，比如羊肉、鱼类等。

6.用葱拌馅时，葱不能投放得过早，否则葱味会影响馅料香味。一般在馅料调味入味，静置半小时，待即将使用时，再拌入葱末。

7.将羊肉与大葱按接近等量的比例调馅，填入河鱼的腹腔后入锅炖制，能使鱼香而无腥气、肉味美而不膻。

8.小葱一般用来凉拌，也可以作为配菜炒制，比如香葱柴鸡蛋。

9.大葱用葱白调味使用率较高，且味道较葱叶要香，比如炝锅。葱叶一般用来炒菜、拌馅。

10.大葱的辛辣气来自其挥发油，而挥发油的重要作用是去除异味、腥气，故而越辣的大葱除腥效果越好。口味较甜的更适合凉拌或作为配菜烹制菜点。

◎ 做菜用姜有讲究

1.用生姜调味时不要去皮，洗净后直接切片、丝、末即可。

2.炖煮肉类时，可以用刀把姜拍松，或在生姜的横截面用针扎上若干小孔，能提高姜的使用效率。

3.冷冻肉加热前用姜汁腌渍，能使肉质鲜嫩。

4.做汤时用姜汁调味，能使汤汁鲜美，酸甜的汤品味道更佳。

5.若要用生姜给鱼肉及其他水产去腥，用姜汁、姜米腌渍的效果比姜片要好。腌渍时先抹盐、料酒等调料，最后加姜，能使姜发挥最大效力。烹制时，要先将鱼烹煮一下再放生姜。倘若在煸锅时就下生姜，而后入鱼，鱼体渗出液的蛋白质会阻碍生姜的除腥作用。后放生姜在提鲜的同时还能除腥，且效果会好于先放生姜。

◎ 做菜巧加糖，美味又健康

制作菜品时放糖的时间不宜过早，但是糖要在放盐之前入锅。若先放盐，盐会将材料中的水分析出，糖就会融入菜汁中，不能起到相应的提鲜作用。口感略甜的烧焖类菜品放糖不宜一次加足量，否则易煳锅、影响菜品色泽。一般分两次，第一次是糖渗透入材料，第二次是汤汁浓稠、口味醇正。

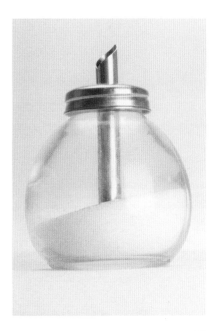

用糖调味温度不可过高，蔗糖的熔点为160～186℃。单独加热时，当温度达到150～160℃时，熔化成葡萄糖和果糖的无水物，具有蔗糖结晶性，易出现翻砂现象，熔化的糖

液可以拉成具有伸展性的金黄色糖丝。可以制作拔丝类菜点，或制作糖类制品。当温度达到170～220℃时，生成褐红色的焦糖色或炭化后的黑色，无营养价值。制作酸味菜品过酸时，添加少量的糖，能使酸味明显减弱。

◎ 用盐调味要分早晚

烹制爽脆蔬菜时，要想使成品爽脆，可以先行用盐调味，比如"清炒荷兰豆"、"爽脆菜丝"等，可以在食材入锅前，就用盐拌匀，随即大火爆炒，迅速出锅；也可以在蔬菜下锅后，及时放盐，快速翻炒熟即出锅。若是放盐过晚，菜品还来不及入味，蔬菜中的水分就会受热膨胀，胀破细胞壁，蔬菜容易软烂。新鲜、脆嫩的植物，除特别需求外，无须额外调味，仅盐即可。反之，想要食材软烂，就要待菜品至九分熟时，再用盐调味，比如"焖扁豆"、"焖炒蒜苗"等。制作汤品时，盐要在汤品出锅前放入，能起到提鲜、增香的作用。

◎ 使用味精、鸡精要注意的事项

很多人不喜欢味精是觉得味精并不健康，但事实不尽然。味精学名谷氨酸钠，属于一种钠盐，其主要成分是由蛋白质分解出来的氨基酸，即便溶于大量的水中，也不能掩盖它的鲜味。只要在使用味精时注意避免负面效应，就能很好地发挥味精的调味作用。鸡精中40%的成分是味精，此外还含有鸡骨粉、鸡肉等成分。

使用味精、鸡精要严格控制温度。高温会使谷氨酸钠变成焦谷氨酸钠，有小毒，对人体有一定危害。因此味精在上浆、挂糊时不要添

Tips •————

▶ **巧用调料，帮蔬果除"异味"**

有些黄瓜会有一些青涩的苦味，只要把切好的黄瓜放进加了醋的水中浸泡一下，就能有效去除苦涩味。

菠菜所含的草酸是产生涩味的主要原因，如果焯烫时加少许白糖，就能去除涩味，颜色也会变得鲜艳。

在烹饪圆白菜时，以甜面酱代替酱油，圆白菜就没有异味了。如在烹饪中，配上葱或韭菜，那么吃起来就更加清香可口了。

加。但是味精在70~90℃的温度下，溶解度最好，投放味精、鸡精要在菜品即将出锅前投入为好，但勾芡要在味精入锅之后再入芡。温度过低时味精不易溶解，因此凉拌菜无须添加味精、鸡精，如确有必要，则要用温汤溶解后拌入。

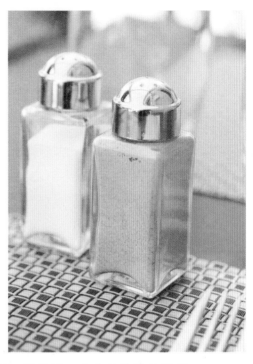

味精在酸性溶液中同样不易溶解，在碱性溶液中谷氨酸钠会生成谷氨酸二钠，气味不良。腌渍食材时不宜添加味精、鸡精。

味精在咸味的作用下才能显出鲜美的味道，甜味菜品忌用味精、鸡精。鸡精、味精会和青菜、菌类、仔鸡、雏鸭等鲜嫩的材料中的鲜味起冲突。烹制鲜嫩材料时，则无须添加味精、鸡精。

鸡蛋中含有谷氨酸，盐主要是氯化钠。在炒鸡蛋时两种物质发生反应后，自会生成谷氨酸钠。因此炒鸡蛋时不必添加鸡精、味精。

味精、鸡精不必同时添加，鸡骨粉、鲜贝粉、香菇粉等较纯的鲜味调料不能与味精、鸡精同用。

◉ 食用碱的调味妙用

1.选用玉米面或玉米熬粥要适量放一些碱。玉米中含有一种结合型的烟酸，不易被人体吸收。长期食用玉米食品，会缺乏烟酸，易患癞皮病。而碱能把结合型的烟酸转化成游离型烟酸，有利于吸收。

2.食用碱可以缩短炖肉、煮豆子、焯煮菜品的时间，使得菜品容易成熟、软烂。但是碱会破坏B族维生素、维生素C、维生素D等营养素，影响人体对营养的吸收。

3.俗话说"盐是骨头碱是筋"。和面团时添加适量盐、食用碱能增强面团劲力，改进面筋的物理性质，增强其弹性和强度。使面团膨胀时不易断裂。面团组织紧密后，成品色泽会更洁白。

◈ 难以入味的食材怎样才能更入味

对于海参、豆腐、银耳等本身并无滋味的食材，调味时调味料汁要尽可能地随主料同入锅中，使其充分入味。鱿鱼一类滋味过于清淡、质地较老的食材，可以用剞花刀的方法加工，便于其充分入味。畜禽类材料和动物性水产材料，多用腌渍的方法，既可使食材入味，又能去除异味。

◈ 大厨秘传去除肉腥味的秘诀

将10余粒胡椒放在小纱布袋里，与猪肚同煮，便能去除猪肚的臊味。

将猪腰剖开，可见一条白膜，影响猪腰口味的就是这条白膜。因此，要想让炒出来的猪腰没有腥臭味，炒前必须将其去除干净，并入沸水焯一下，去除血水，然后用大火快炒，炒的过程中，可淋少许米酒提香。

烹调兔肉去腥的方法是把兔肉洗净，切成块，放盆中，加入5%的

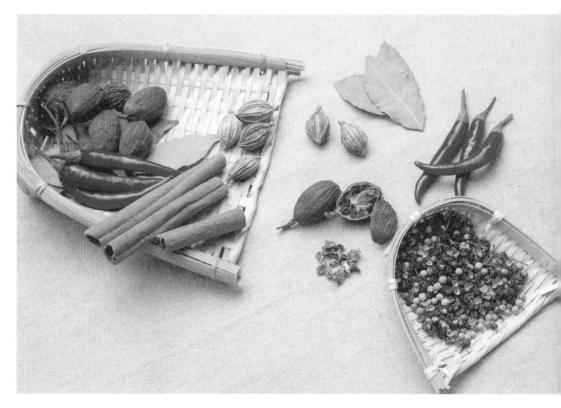

盐水，浸泡4小时。然后置锅放入水加热，把兔肉焯水后再进行烹调，这样就没有草腥味了。

去除鸡腥味的方法比较复杂，具体步骤如下：1.洗鸡时必须把鸡屁股切掉，并将鸡身体内黏附的血块、内脏挖干净。2.先放在水里烫透，因为鸡肉表皮受热后，毛孔张开，可以排除表皮脂肪油，达到去腥味的目的。3.在炒、炸之前，最好用酱油、料酒腌一下。

炖鸡爪的时候可以先用小刀将鸡爪掌心的小块黄色疤去掉，再将鸡爪上残留的黄色外衣褪去。鸡爪漂洗后，要进行浸泡处理。浸泡时，最好放入加有适量葱、姜、料酒（或啤酒）的清水中，浸泡3～4小时，即可去除异味。

你知道调味品如何挑选吗

挑选大蒜时，以个儿大、瓣少、肉嫩、味辣的大蒜为佳。紫色蒜味辣较重，白色蒜味辣轻些。大蒜的某些成分有特殊保健作用，所以食用和药用多为生吃。

生姜按原色分为灰白皮姜、白黄皮姜和黄皮姜。灰白皮姜，表皮为灰白色，光滑，每个小姜块互相连接成手掌样。嫩姜辣味小，肉质脆嫩，用来炒食或腌制糖渍。老姜味辣，有香味，呈黄色，水分少，供调味或药用。白黄皮姜，姜块呈白黄色，整块姜有单、双排列，个较大，最宜腌制糖渍。黄皮姜，姜块呈鲜黄色或浅黄色，每个小姜块连接成一个大块。嫩姜可腌制糖渍，老姜可制干姜粉或药用。

大葱是一种调味蔬菜，营养丰富，能帮助消化以及杀灭多种病菌。选大葱以棵大均匀，质量好，无虫咬，葱白长为佳。

花椒的壳色红艳油润，粒大均匀，无枝干，果实开口而不含有籽粒或含极少量籽粒。用手抓有糙硬、干爽的感觉，轻捏易破碎。花椒顶端开裂，成熟度高，香气浓郁，麻味足；反之，成熟度差，味自然欠佳。

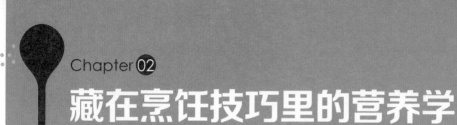

Chapter 02

藏在烹饪技巧里的营养学

烹饪食物要了解厨房用具五大禁忌

厨具不仅是调剂生活情趣的体现，也是家人身体健康的安全岗。但哪些厨具会影响我们的健康？

竹筷 市面上有很多这样"花枝招展"的竹筷，它们往往披着彩色的外衣或好看的图腾，千万别被它们靓丽的外表迷惑哦！油漆含铅、苯等化学物质，遇热后有异味，影响食欲和健康。而雕刻的筷子表面漂亮，却容易藏污纳垢，不易清洗，成为细菌的安乐窝。

砧板 注意乌柏木或有异味的木料砧板，乌柏木含有异味和有毒物质，用它做砧板不但污染了食材，而且容易引起呕吐、头晕、腹痛。（推荐使用白果木、皂角木、桦木和柳木。）

铁锅 当高温的铁锅遇到绿豆，就会产出黑色的单宁铁，做出来的绿豆汤不仅汤色难看（呈黑色状），还对健康不利。

瓷器 瓷器上往往开着好看的"花"（颜料），这种花色瓷器含铅、苯等致癌物，而且当这些花老了，会产生"氢"污染食品，毒害我们的身体。建议盛放作料使用玻璃器皿。

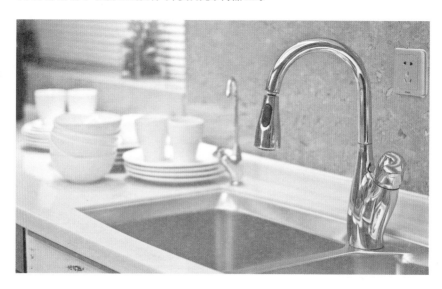

不锈钢锅（铁锅） 切忌用这种锅熬中药，它们遇热会发生多种化学反应，不仅使药物失效，还会产生毒性。

◎会做饭不等于会科学烹调

所谓科学烹调，简单地说就是尽量保存食品中的维生素和矿物质，不使营养流失。从主食到烧菜，怎样才算是科学烹调呢？

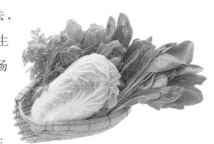

主食最好采用焖和蒸的烹调法，这样可以最大限度地保存水溶性维生素、蛋白质、糖类和矿物质等。而汤煮的主食，水溶性维生素和矿物质可损失50%左右。煮稀饭时不要放碱，否则将会破坏食物中的B族维生素。蒸馒头时可加入适量的碱，以中和发酵时所产生的酸，但不可过量。为防止用碱不当，可选用鲜酵母发面蒸馒头。

从买好菜到做好菜，有很多容易犯的错误，如回到家后常会立刻清理掉菜叶或者一些老菜叶，殊不知这些菜叶除了可以最大限度地保留蔬菜的营养成分外，本身就是高营养品，如芹菜叶中的维生素C含量就比茎部高出7～15倍，老菜叶还可以保护里面的嫩叶，防止水分流失。

洗菜时，最简单有效的方法是用淘米水浸泡，因为淘米水内含有一些具有吸附性的淀粉分子，有助于清洁菜叶防止化学物质残留。

对于切菜，随炒菜的时间而定，因为被切过的菜如果长时间跟空气接触，就会造成维生素的大量损失；现代很多人习惯用热锅热油的方式做菜，现在不妨试试热锅冷油，这样可以避免烟锅，还能保存营养；在做绿叶蔬菜时，要注意"大火快炒"，这样可减少维生素、叶酸的损失，如果是用煮的方式烧菜，最好是连汤一起喝光，只吃菜不喝汤就等于少吃了一大半的营养。有些人为了保留菜的绿色，习惯用开水焯一遍再炒，这种做法也会损失一部分水溶性的营养素。

储存蔬菜的最佳温度是0～2℃，新鲜的蔬菜含有的维生素C，会随着储放时间的延长而被破坏，所以最好还是现买现吃或现做现吃比较好。

◎ "煮"妇必须遵循的健康烹饪准则

现代"煮"妇，怎样做到不仅让家人吃饱，还要吃好，吃得健康呢？

从选材上，米要"细中有粗"。"粗"就是黑米、糙米等粗粮，因为精白米对控制血糖和血脂都十分不利，所以在煮饭时尽量在白米中加入粗粮。另外，有颜色的米搭配在一起营养会更丰富。

在做的过程中，一些人喜欢省事，往往锅里放了冷水后直接下米。其实做米饭最好的办法是将水煮沸后再放米，这样米本身边吸收水分边被加热，蛋白质遇热凝固，使米粒保持完整。部分淀粉溶于汤中，使粥具有黏性。而且在水煮沸的过程中，部分凝聚的蛋白质可防止维生素B$_1$大量溶于水。随着加米后水锅沸腾而改为小火，蒸汽减少，这样做使维生素B$_1$的保存量比用冷水加米煮出的米饭高30%，而且煮出的米饭口感更好。

另外，在煮饭水里加入几滴沙拉汁，可使煮好的米饭粒粒晶莹，看着更有食欲。滴几滴柠檬汁，饭粒会很松软。要煮一锅蓬松的米饭，还可以在锅里撒一点盐。热剩饭时，在蒸锅水中加少量盐，可除去剩饭的异味。

◎ 怎样预防烹调过程中的营养流失

在洗米时，大米中的水溶性维生素（维生素B$_1$、维生素B$_2$、矿物质）很容易流失。食物在炸、煮、焖时的营养损失分别为43%、18%、10%，怎么预防如此多的营养白白流走呢？

淘米　一般的米，挑拣干净后，用冷水轻揉两三遍。优质的米则可以直接下锅。

各种面类食品　应尽量减少油炸和加碱，吃面条和饺子时尽量把面汤喝了，以防止B族维生素流失。

动物性食品　应尽量切小块，烹调时稍加蛋清、淀粉裹匀，除了减少维生素的损失，还能使肉质更细嫩。

炖汤　用冷水逐渐烧沸，以便使可溶性营养物质充分溶于汤中，同时这样煮的汤比沸水煮的味道更鲜美。

蔬菜　最好置于阴凉处，以防止脱水及维生素损失；不要在水中长时间浸泡，切好的菜要立即炒；应现做现吃，最好不吃隔夜的剩菜。

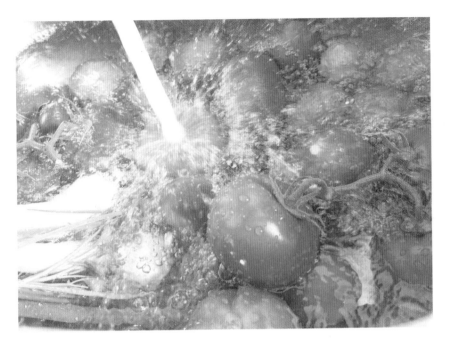

炒菜（或油炸食物） 油温不要过高（不超过200℃），以免产生有害物质。加热含蛋白质丰富的食品时，温度过高也易产生对身体有害的物质。所以烧烤食物不宜多吃，炒菜最好"热锅冷油"。

冻肉不宜在高温下解冻

如果问大家是怎么解冻冻肉的，可能很多人会回答选择高温方式快速解冻，比如放入锅中蒸煮或者放入微波炉中加热。用这些方法解冻，可能会发现肉不止解冻了，还可能熟了，而且盛肉的容器里还会出现一些水，这些水除了是冻肉的冰化成的外，也有很大一部分是十分有营养的肉汁。而且半熟的肉品再烹制，可能就会失去原来的味道和口感。

下面介绍两种最为有效的解冻方法，供大家参考：

准备好两个铝锅，先把一个铝锅底朝上放在桌上，然后把冻肉放在铝锅的底上，接着再把另一个铝锅底部朝下，轻轻地压在冻肉上。大约压5分钟左右，即可解冻。用两个铝锅之所以能快速让冻肉解冻，是因为利用了铝制品极强的导热性，把冻肉两端紧贴在铝锅上时，冻肉就通过铝锅迅速和周围空气做热交换，不停地热交换后，冻肉就会在很短的时间化开了。如果家中没有铝锅，铝盖、铝盆同样可以。

第二个方法是用盐水或醋解冻。先把冻肉放在冰箱冷藏室内1～2个小时，让冻肉先变软，然后将肉放在盐水里彻底解冻，这是因为盐水可以加速冰的融化，而且不会滋生细菌。还可以用叉子蘸点醋叉入肉中，同样也可以加快解冻速度。

◎ 要不要扔掉泡豆、泡米的水

泡豆、泡米的水一般看上去很浑浊，我们往往会认为不卫生而将其倒掉。但也有人认为，泡豆、泡米的水含有丰富的营养，应该保留。那么这样的水到底是"去"还是"留"呢？

其实对于泡豆、泡米水的去留问题，要由自己的身体状况来决定。首先我们分析一下泡豆、泡米水中所含的成分。一般米豆经过浸泡后，表皮中的植酸、单宁、草酸、花青素、类黄酮类等会溶出来。这些成分属于"抗营养成分"，会妨碍钙、铁、锌等元素的吸收，而且这些成分有涩味，去除后口感更好，因此对于消化不良、身体瘦弱、缺锌类人群应将泡豆、泡米水倒掉；而上面所说的"抗营养成分"又是抗氧化的保健成分，如植酸和单宁都能在一定程度上降低血糖和血脂的上升速度，和花青素、类黄酮等一样，都是强力的抗氧化物质，能减少患癌症和心脏病的风险，因此，对于患有高血压、高脂血症、糖尿病、肥胖的人来说，扔掉浸泡水就会弊大于利了。

◎ 茶叶水煮米饭可防四种病

茶叶煮饭能预防四种疾病：中风、心血管病、消化道肿瘤、龋齿。之所以有这样神奇的功效，是因为茶叶里含有茶多酚、单宁酸和氟化物这三种物质，它们可以有效地组成我们身体的"安全卫士"。

▶▶ 四类菜不宜生食

第一类，十字花科蔬菜。这类蔬菜生吃不仅口感差，而且其中的纤维素也不易被消化；第二类，含草酸较多的蔬菜。草酸遇到钙后形成难吸收的草酸钙，干扰人体对钙的吸收；第三类，扁豆，由于扁豆含有大量的皂素和红细胞凝集素，食用时若没有熟透，会引发中毒；第四类，马齿苋等野菜。野菜中含有大量的灰尘和小虫，直接凉拌可能导致过敏，需要用开水焯烫。

茶多酚可以软化血管，降低血脂，还能阻断致癌物亚硝胺的生成，成为阻挡心血管病和消化道肿瘤的一堵坚实的"墙"。单宁酸可以帮我们预防中风，而氟化物是牙本质中的重要物质，有它加入牙组织，牙齿会更坚韧，抗酸能力也会提高，防止了龋齿的发生。

茶水煮饭做起来十分简单：茶叶水泡好后，滤去茶渣用茶汁代水来煮饭。在烧煮的过程中，茶叶特有的清香会慢慢融入米饭中，而米饭原有的香甜味又能缓解茶叶的苦涩。因此，茶水煮饭往往能收到色、香、味、功效俱全的效果。

在这里要提醒大家的是，用茶水煮饭时，茶叶不要放得太多，也不要用隔夜茶，以茶叶的味道盖过米饭的香味为最佳；如果我们常吃用茶水煮的饭，最好再搭配一些富含蛋白质和富含铁的食物，如牛奶、鸡蛋、瘦肉、豆类、坚果、木耳、芝麻、新鲜蔬菜水果等，这样将更能提升它的营养价值。

◎ 把拌凉菜改为蘸凉菜更健康

凉拌菜没有经过加温处理，最大限度地保留了里面的营养成分。但是拌凉菜也有一个弊端：热量高，这是因为吃入了太多的酱汁。如何避免这个问题呢？其实很简单，只要把"拌"改成"蘸"。

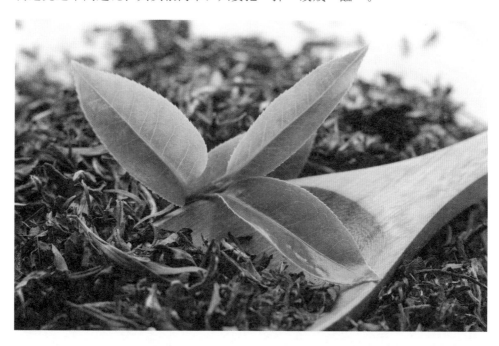

具体来说，就是把材料准备好后，调的汁单独盛放，吃的时候蘸酱汁吃就行了。以黄瓜为例，把黄瓜切好后，用一个小碗（小碟）调汁，酱油、醋、盐都调好后，就可以拿黄瓜蘸着汁吃了。这样"蘸凉菜"的吃法，不仅节约了1/6的酱料，还降低了摄入体内的热量。

通常滋味甘甜、口感脆嫩的蔬菜适合生吃，如黄瓜、圆白菜等，可将其直接改为蘸凉菜，而对于含有大量淀粉或气味生涩的蔬菜，如莲藕、土豆等，我们则需要经过开水焯烫后再做。注意在切食物时大小要正好能一口吃进去，而有些蔬菜类则更适合用手撕，如生菜。

用调味料配成少量的调味酱汁蘸着吃，能让食物的表面充满滋味，而盐分又不会渗入内部，还可以达到减盐的目的。

◎ 肉骨烧煮切忌加冷水

很多人在烧煮排骨之类的肉骨食物时，往往会犯这样一个错误：烧煮途中发现汤汁少了，随手加进一些冷水，这是烹调肉骨食物的绝对禁忌，因为肉类、骨头中含有大量的蛋白质和脂肪，若在烧煮中途加冷水，汤的温度就发生了变化，蛋白质和脂肪遇冷会迅速凝固，肉骨表面的空隙骤然收缩，不易烧烂，肉、骨本身的鲜味也会受到影响。另外，肉骨和水形成汤，汤中溶质分子和溶剂分子永远不停地运动，形成渗透现象，有一定的饱和度。如果中途加水，会打破了这种饱和度。

因此，烧煮肉骨时中途切忌添加冷水，要把冷水一次性加足。如果中间发现汤汁过少时，要加开水，而不是冷水。

◎ 如何去除豆类中的"坏分子"

豆制品也是餐桌上的"香饽饽"。一般人知道它含有蛋白质等多种营养素，却不知道豆类中也有很多"危险分子"，但烹调合理就能杀死这些"坏东西"。

一号坏分子：蛋白酶抑制剂 它抑制人体蛋白质的消化吸收，造成不良的胃肠道反应。以胰蛋白酶最为普遍，杀死它的有效方法是大豆用水浸泡后，水蒸5分钟即可。

二号坏分子：植物红细胞凝集素 含有凝集素的豆类，在未经加热使之破坏之前就食用，会引起恶心、呕吐等症状，严重者甚至会引起死亡。对付它的办法是在常压下蒸1小时或高压蒸15分钟，此时再食用就会安全许多。

三号坏分子：**植酸** 植酸能与铜、锌、铁、镁等元素结合，阻止营养成分到达我们的身体。但是如果我们把大豆制成豆浆或豆腐，由于磨浆前要经过长时间的浸泡，就会分解植酸，提高钙、锌、铁、镁等矿物质元素的利用率。

四号坏分子：**豆腥味** 用沸水加热10～15分钟，或用盐凉水浸泡，部分豆腥味会被去除。

◉ 银耳烹调得法才能"滋补"

银耳在古代就被皇族看作是"长生不老良药"，有"菌中之冠"的美称。它虽不能真正地让我们长生不老，但其药用性和滋补功效早已得到肯定。不过，它的这些优点需要我们烹调得法才能发挥出来。而且不同的食用目的，其烹调方法也不一样。

身体调补宜采用"煮"的方法。如先取银耳5～15克，洗净泡发8～10小时，然后洗净，去杂，放入锅中，加入10～20颗红枣，再取适量清水煮，90分钟左右时加入冰糖或白砂糖即可食用。每天喝一两碗，可以强身、健脑、养胃。

如果想治病，则宜采取"蒸"的方法。如取银耳8～12克，洗净泡发后放入碗内蒸熟，酌量加糖，此法可以辅助改善高血压、血管硬化等疾病。而对于肺结核、咳嗽的患者，可取银耳5～8克，洗净泡发后加入适量冰糖或白糖，隔水蒸熟（蒸的时间不宜过长），在早晨空腹时食用。

如果要冬季调养，宜采取"炖"的方法。如将银耳整理好后放入器皿中，加冰糖（白糖）和适量清水，用小火慢炖，至胶体糊状即可。每天早晚各吃2～3勺，具有强心、补肾、润肺、止咳、美容的功效。

虽然适当多食银耳对身体有诸多益处，但要注意的是，风寒引起的感冒、咳嗽和因湿热生痰所致的咳嗽，以及阳虚怕冷者都不宜食用。如果发现银耳变质发霉也切莫食用，否则可能引起"银耳中毒"。

◎ 燕麦奶爆红餐桌，怎么聪明喝

燕麦奶含有丰富的纤维，无胆固醇和乳糖，并且含有维生素E、血清叶酸以及其他微量元素和矿物质，还能有效防止癌症、心脏病和中风等疾病的发生。

但由于燕麦奶是含糖饮料，其糖类含量几乎等于半碗饭（30克），而且吃和喝感觉上又不同，不需要细细咀嚼，不宜产生饱足感，很容易导致摄取热量过剩，因此还需要从一日三餐中的主食代换，喝一瓶燕麦奶，其他两餐里就要少吃半碗饭。

有些厂商为了增加燕麦奶的质感，添加了其他谷物，燕麦中 β 葡聚糖的浓度几乎下降了1/3，稀释了燕麦降低胆固醇的优点，但却可以为我们提供其他更丰富的营养元素，这主要是看你想要达到怎样的养生效果，可根据自身需求，酌情选择。

◎ 怎样吃烧烤才能不致癌

烧烤食物都容易致癌，尤其是烤肉中含有两类致癌物：一类叫作"杂环胺"，普遍存在于烧烤的鸡、鱼、肉类食品中，尤其是动物肝脏中含量最高，简单的加热就能产生；另一类叫作"多环芳烃"，在烤肉中产生的苯并芘是其中最常见的一种，也是最早被人类认识的化学致癌物。因此，对于烧烤喜好者，为了减少致癌风险，在吃烧烤时最好采取一些必要的措施。

在做烤香肠时，不要让香肠与火直接接触，因为这样容易使大量的油滴到火里燃烧，烟中的苯并芘也会附着到香肠表面，从而增加香

Tips •

▶ **速冻食品怎样吃更营养**

速冻食品从生产车间到卖场这个过程，一般营养不会流失，导致营养流失的往往是在我们拿到这类食品之后。只要把握好以下环节，速冻食物也可以很营养。首先购买之后要尽快吃完，其次存放环节要尽量减少它的"曝光"时间。如果买后不能马上吃，立刻放到冰箱的冷冻层。对肉类速冻食品而言，解冻为必须环节。传统做法是用流动水冲或用热水泡，由于这种方法费时长，所以容易造成营养的流失和食物的变质。最佳方法是用微波炉解冻，这样不仅时间短，而且受热均匀，不会出现"外热内冷"的情况。

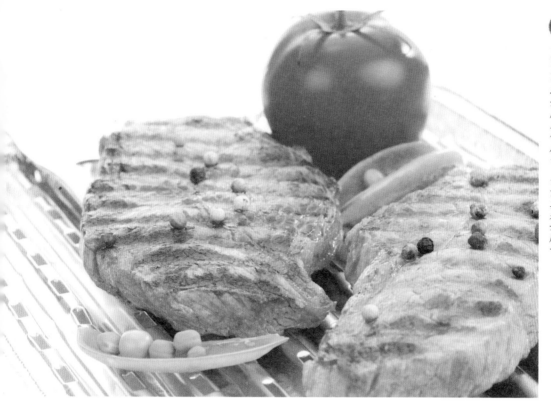

肠中苯并芘的含量，如果把烧烤架升高，让香肠与火相隔5厘米，滴下的油会相对减少，这样就会降低苯并芘的含量。

在进行烤肉前，应先用大量的大蒜、洋葱、葡萄酒、啤酒等进行长时间腌制，因为杂环胺的形成需要自由基的参与，腌肉时会产生大量的抗氧化剂，能够帮助清除自由基，同时肉类食物在腌制过程减少杂环胺合成所需的前体，因此在用酒腌制后再烧烤，能够降低致癌的风险，而且剩下的腌肉液应丢弃，不可再用。

吃烤肉时，搭配着喝可乐，是很多人的一种习惯，这是不健康的行为，因为可乐中所含的咖啡因会增强烧烤食物分解出的碳离子的活性，从而导致体内的钙质出现流失，会对骨骼健康带来不利影响。

吃烧烤最好同时摄取富含维生素C、维生素E的新鲜蔬菜和水果，如生菜、空心菜、番茄、白萝卜、青椒、苹果、猕猴桃、柠檬等，因为丰富的维生素C可减少致癌物质亚硝胺的产生，而维生素E具有很强的抗氧化作用，可以降低致癌的风险，同时还能增加食用烧烤的趣味性。

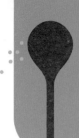

Chapter 03

买菜？没那么简单

挑选食物时不要只看外表

有不少消费者在挑选食物时，青睐外表均匀、颜色鲜艳的食物，这样很容易就会"进入误区"。

误区一 认为蘑菇越白越好。正常、新鲜的蘑菇由于运输过程中的碰撞而变色，一般不是均一的纯白色，在碰伤处呈浅褐色。而使用漂白剂的菇体则呈现不自然的白，手感相对湿、滑。

误区二 认为海带越绿越好。海带含甘露醇，有白色粉末状物附在海带表面上。海带以加工后整洁干净无霉变、手感不黏者为佳。颜色过于鲜艳或洗海带后水有异色，应立即停止食用。

误区三 认为熟肉颜色越红越好。为了使烧鸡、红肠等熟食有"卖相"，一些厂商往往会在制造过程中加入各种人工合成色素，因此在购买时卖相过于好看的不要挑选。

误区四 认为饼干颜色越鲜越好。从外观上看，正常饼干的外表颜色应较为纯正，与主要配料的颜色相一致。一些小企业通过添加过多的色素以"润饰"饼干的颜色。

误区五 认为绿茶越绿越好。不同品种、不同等级的茶叶，颜色不尽相同。但绿茶以翠碧、鲜润且富有光泽为佳，而高级的龙井则呈象牙色。

所以，在挑选食物时，不能只看表面，我们应慎重选择，尽量避免出现以上误区。

简单方法即可让你远离"药害蔬菜"

现在屡屡出现的"药害蔬菜"问题让人谈农药色变。一些非法商贩为了使蔬菜的颜色看起来好看、鲜亮，会涂抹一些颜料和化学制剂。面对蔬菜里面可能含有残余农药和化学制剂，应该怎么办才能远离它们的毒害呢？

首先，在选购蔬菜时可采用以下措施，以便筛除掉"药害"或"化学制剂"蔬菜。

各种蔬菜都具有本品种固有的颜色、光泽，它们的色泽能够显示出蔬菜的成熟度及鲜嫩程度。在购买时可以拿起一把蔬菜，仔细观察颜色是否有异常，要注意新鲜蔬菜并不是颜色越鲜艳就越好，看到鲜艳的蔬菜，不妨用手轻搓一下菜体，看是否会掉色，或手上是否粘有其他非蔬菜本身应有的物质。

拿起蔬菜放在鼻子处闻一闻，多数蔬菜具有清香、甘辛香、酸甜香等气味，如果闻到腐败味和其他异味，这很可能是不法商贩用了化学药剂，如硫、硝等浸泡过，而且这些化学药剂很难被冲洗掉。

取一小片蔬菜放进嘴里尝一尝，多数蔬菜滋味甘淡、甜酸、清爽鲜美，少数具有辛酸、苦涩的特殊味道，这些都没问题，但如果品尝出有怪味，则不应选购。

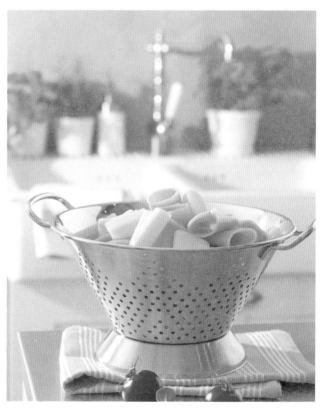

通过以上方法进行一番筛选而购回家的蔬菜，仍然可能有残留的农药和化学制剂存在。

下面的这些方法还可以帮助进一步除去这些隐患。对于叶菜如菠菜、小白菜、油菜等，或者花类菜如韭菜花、黄花菜等，要用流动的清水多次认真地清洗；对那些可以去皮的瓜果蔬菜，尽量削去皮后再用清水洗净，这样基本可以清除残留在蔬菜表皮的农药；或者将蔬菜先放在水中浸泡一段时间，也可在水中加少许洗洁精，浸泡后再用清水冲洗干净；对于青椒、菜花、豆角、芹菜等，在下锅炒之前先用开水烫一下，可清除残毒90%以上。

◎家常时蔬如何选购

选菜切勿只选嫩菜，不要老菜。由于嫩菜生长时间短，因而所含的营养素也较少，烹调时未达到稳定状态的嫩菜的营养素很容易消散。据分析，成熟蔬菜中所含有的各种物质是刚成形蔬菜的几倍。此外，嫩菜还缺少必要的维生素。因此，买菜时不要只选择嫩菜。

挑选黄瓜时应以瓜条直长、质地鲜嫩、无伤无烂的为佳。

挑选苦瓜时以幼瓜为好，过分成熟稍煮即软烂，吃不出风味。果肉晶莹肥厚，末端带有黄色者为佳，整体发黄者不宜购买。

挑选冬瓜时要选择瓜身周正、皮老坚挺、有全白霜、肉厚，无疤及畸形的为好。

挑选南瓜时以瓜身周正、个大肉厚、不伤不烂的为佳。

韭菜有宽叶、窄叶之分。窄叶韭菜，叶片窄长，叶色较深，纤维稍多，香味浓郁；宽叶韭菜，叶片宽厚，色泽较浅，品质柔嫩，香味稍淡。

选购蒜薹时要挑选条长脆嫩、枝条浓绿、茎部白嫩的。如果尾部发黄，顶端开花，纤维粗老的就不要购买。可用指甲掐一下，如果易断又浸液多者为嫩，反之为老。

芹菜分为水芹（白芹）和香芹（药芹）两种。水芹叶较小，呈淡绿色，矮小柔弱，香味淡。香芹叶片较大，绿色，叶柄粗，高大而强健，香味浓。选购芹菜时，梗长以20～30厘米为宜，要挑菜叶翠绿不枯黄的。用手指掐一下，实心的要比空心的好吃。

茭白色泽呈奶玉色，根部以上明显膨大，掀开叶梢一侧就能露出茭肉的，则说明是好的茭白。茭白皮上若有红色或壳中水分过多，说明采摘时间过长，质地变老。如颜色发灰时，不要购买。

◎巧识伪装菜，做挑菜达人

要买真正的凉粉 盛夏季节，很多人喜欢食用凉粉来驱暑，真正的绿豆凉粉颜色是乳白色，或乳白中略带一点淡青色，手感韧性强，口感嚼劲足。而外表浅绿色的凉粉虽十分诱人，却可能是掺加色素的淀粉制品，不要购买。

识别化肥生的豆芽 用化肥水生的豆芽虽然长得快，数量多，但营养却大为降低，且对人体健康有害。使用过化肥的豆芽颜色发白，豆粒发蓝，看起来鲜嫩，形状比正常的粗而短，含水分大，尝一尝带有化肥味。

挑紧实的圆白菜 圆白菜有三种类型，其中以平头形、圆头形为好，这两个品种的圆白菜球大，紧实而肥嫩，出菜率高，吃起来味道好。而尖头形就要差些。在同类型菜中，应选菜球紧实的，用手摸上去硬实的。同重量时，体积小者为佳。

不买"化妆"莲藕 选择莲藕，首先要选择两端节细，中间圆身，笔直，敲起来声音厚实的；其次是看颜色，选择淡茶色、有刺、没有伤痕的；最后要选择泥较少的，因为有泥巴就不好清洗，处理起来很费工夫。而整个藕孔都泛黑则表示不新鲜，不要购买。

巧选辣椒的秘诀 辣椒的品种很多，从食味上可以分为辣、甜、辣中甜三类。辣椒类，果形较小，其中北方六七月上市的皮色青黄的包子椒，辣味较淡；六月上市的形小肉薄的小辣椒，辣味较强；八九月上市的长尖圆形、紫红色的小线椒（有的称朝天椒）辣味最强。甜椒果形大，似灯笼，故名灯笼椒或柿子椒，滋味发甜，果形呈扁柿形，肉厚，味甜稍辣，是腌酱辣椒的优良品种。

◎ 健康菌菇如何选购

买冬菇时，以野生的为佳。如何分辨野生冬菇与栽培冬菇呢？通过看菇蒂就可区分。一般而言，野生的冬菇蒂头梗子比较长，而人工栽种的蒂头则比较短。还可以通过看梗子中间是否有一条用线穿过的痕迹。如果有，可以证明是野生冬菇，山里人将采摘的野生冬菇用长丝一一穿起（所穿部位就是冬菇梗子），晒干，这种冬菇比用烤箱烤干的冬菇味道更鲜美。

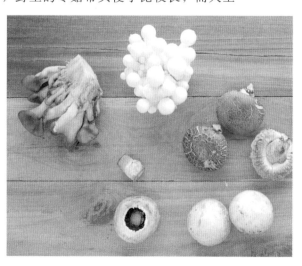

银耳要挑白色而微黄的为好，黄色或暗黄色的次之；形状要朵大而疏松，耳肉厚，朵形完整，看上去无杂质的好；从气味上来辨别，清香者好，酸霉味者差。

质量好的黑木耳朵面大而干净、光滑油润且呈黑色，背面呈灰色；用手摸上去感觉比较干燥，没有颗粒感，分量较轻，闻起来清香无怪味。掺假的有苦涩味，如有盐味则是用盐水泡过的，有糖味，则是用糖浸泡过的。另外，掺假黑木耳泡发时会沉到水底，并且泡发后黏手。

◎ 如何选购蛋类

要测量鸡蛋的新鲜度，可以把它浸在冷水里，如果它平躺在水里，说明十分新鲜；如果它倾斜在水中，至少已存放3～5天了；如果它笔直立在水中，可能已经存放10天之久了；如果它浮在水面上，这种蛋有可能已变质了。

优质咸蛋应轻沙、细嫩。挑选时应选蛋壳表面完整干净，无霉斑的。再用手掂一掂如有沉重感，用手摇动时有轻度的水荡感，则为鲜质蛋。咸蛋如有异味，不可再食用。

挑选松花蛋时，如果蛋壳表面有较大的黑色斑点，打开后里面也有细小的黑色斑点则为有毒的皮蛋，这种蛋不宜食用。但只需要掌握三招，就可以放心买上健康蛋：一看，外表完整，颜色灰白为好；二掂，将蛋拿起手感沉，轻掂时震动大为好；三摇，用力摇动无声响的为好。

◎ 拒绝购买不健康猪肉

识别瘟猪肉：猪瘟病对人体健康危害十分严重，是一种多发性传染病，瘟猪肉绝不能食用。如果猪肉皮上有大小不等的出血点，或有出血性斑块，即为病猪肉。去皮肉可看脂肪和腱膜，如有出血点即可认定。

识别注水猪肉：用眼看，瘦肉淡红带白，细嫩有光泽，甚至有水外渗，则是注水的。若颜色鲜红，则未灌水。用手摸，瘦肉不粘手的，即注水的；如粘手，则未注水。用贴纸法，取一张白纸贴在肉上，如纸很快湿透，是注了水的；若不容易湿透，上面沾有油迹的表明未注水。贴纸法还可用于注水牛、羊肉的识别。

新鲜的肉类表面为红色或淡红色，有光泽，并有一种固有的香味，肉质紧密，用手指按压时富有弹性，瘦肉鲜红，肥肉洁白，颜色均匀，外表微干或微湿润，不粘手；质量差的肉表面干燥或极为湿润，无光泽，无弹性，白中带黄；变质的肉颜色暗淡，指压后凹陷不能恢复，切面上有黏液，可以闻到异常气味；如是死后屠宰的，则肉色暗红，有青紫色斑，血管中有紫红色血液淤积。

◎ 别将不健康的猪肝买回家

新鲜的猪肝，颜色呈褐色或紫色，有光泽，表面或切面没有水泡，手摸有弹性；反之，颜色暗淡，没有光泽，表面萎缩，起皱，有异味，则不新鲜。

面肝为赭红色，粉肝颜色与鸡肝类似。这两种肝皆质地软嫩，用手指稍微用力便可插入切开处。做熟后味道鲜美，口感柔嫩。

石肝颜色为暗红色，质地稍硬，手指用力也不易插入，吃的时候要多嚼几下才能嚼烂。

麻肝背面有明显的白色络状网，切开的地方没有面肝、粉肝软嫩，做熟后比较筋道，但容易嚼烂。

灌水猪肝颜色赭红中透白，看起来外观比正常猪肝要饱满一些，用手指按压，会按出坑，片刻复原。切开后，有水外溢，做熟后味道差，未经高温处理的容易携带细菌。

病猪肝颜色紫红，切开后渗血，个别的有脓水泡。如果将泡挖除后，虽看不出明显痕迹，但是做熟之后没有鲜味，如果加热时间短，很难将细菌全部杀死，食之对身体非常不利。

健│康│关│照

▶▶ **购买肉类要应季**

由于家禽、家畜和淡水鱼有一定的生长规律，故有特别肥壮和瘦弱的时期，如鸡、猪、牛、羊等，以秋收后肌肉最为丰满，肉质最为细嫩；鸭以中秋前后最肥大；秋冬季的鱼蛋白质、脂肪含量多，肥美而味鲜；鹅以冬、春季最为鲜嫩肥美；蛋以春季量多质高。因此，在选用菜肴原料时，就要按照其生长规律，选择肥壮合适的，以提高菜肴的质量。

◎ 上好牛羊肉如何选购

购买牛肉最好选大块，以防商家以次充好。选买大块的，再请肉贩切开或自己回家切开，因为小块牛肉很可能是把各部分的肉混杂在一起出售的，如此烹调出来的牛肉味道和柔软度都会受到影响。此外，要红烧牛肉或炖牛肉，就该选择腿肉或近颈部的大块牛肉，待烹调好再切开吃，更有滋味。

鉴别牛羊肉老嫩的方法很简单，老牛羊肉肉色深红，肉质较粗；嫩牛羊肉肉色浅红，肉质坚而细，富有弹性，烹调易熟，食之鲜嫩。

◎ 怎样买安心下肚的加工肉

随着现代人生活节奏的加快，很多人为了节省时间往往选择食用方便的加工肉，厂家和商家为了满足消费者的这种需求，制作出大批加工肉推向市场。硝酸盐和亚硝酸盐是肉类（腌）制品加工过程中最常使用的发色剂，对人体健康构成很大的威胁。那么，面对各种各样的加工肉，我们如何才能选到既新鲜又健康的肉呢？总结起来有以下几点：

1.先看产品包装的标志。检查标志是否完整，尤其是成分、保存方法、保存期限等重要说明，没有任何标志的最好不要购买。

2.小心被绞碎的加工肉品，如热狗、汉堡包等较细的加工肉，这类肉品可能是使用病死猪、过期肉等不良原料制作的，购买时需去正规品牌店里。香肠、火腿等颜色如果很红艳，可能添加过多的色素，建议不要买。

3.尽量不买半调理肉食，对于未销售完的肉食，卖场为了不浪费，一般会把快过期的冷藏肉做成半调理食物，如黑胡椒牛柳、糖醋排骨等，甚至可能拿过期的裹面粉油炸后再贩卖，让消费者无法辨别肉品的新鲜度，如果要买，最好当天食用完。

4.选择口碑好的品牌加工肉，虽然这样仍然不能保证产品百分之百的安全，但起码知道出

Tips •

▶▶ **如何辨识家畜内脏的新鲜度**

新鲜的肝呈褐色或紫色，用手触摸坚实有弹性；不新鲜的肝暗淡，无光泽，有软皱萎缩现象，并有异味。新鲜的腰子呈浅红色，光泽柔润，富有弹性；不新鲜的腰子呈浅青色，有异味。新鲜的心用手挤压，有鲜红血液流出，组织坚实；不新鲜的心与此相反，并有黏液。新鲜的肠色泽白，黏液多；不新鲜的肠色泽有青有白，黏液少，腐臭味较重。

问题时要找谁来负责。对于来源不明的路边摊售卖的加工肉，最好不要选购，因为这类加工肉很难保证符合卫生安全标准。

5.观察包装内有无液体渗出，如果有液体渗出，且混沌不清时，表示质量已发生改变。

6.检查卖场的卫生和温度控制，冷藏区的温度最好控制在4℃以下，一般正规卖场冷藏柜上都设有温度计，消费者可以查看。

如何选对鲜鱼做好菜

鲥鱼肉特别肥美，尤其是鱼鳞下面脂肪较多，适合做清蒸鱼，蒸后油润鲜嫩（蒸鲥鱼不能去鳞），适当加火腿片、笋片、冬菇，不但好看，味道也更胜一筹。

很多鱼都可以进行红烧，海鱼以大、小黄鱼为好，河鱼以鳜鱼、鲤鱼为好。在这些鱼中，大、小黄鱼都是刺少的蒜瓣肉，鳜鱼、鲤鱼等肉厚细嫩，红烧出来的鱼，丰厚鲜美。

做氽鱼汤以鲫鱼味道最佳。这种鱼肉质细嫩，味道鲜美，营养价值很高，特别适合老年人、病人和产妇食用。用鲫鱼氽出的汤，乳白似牛奶，鲜美醇香，是其他鱼所不能比拟的。

做鱼丸选择偏口鱼（比目鱼）最好，这种鱼肉刺少且细嫩，脂肪丰富，最适合做鱼丸。用鳗鱼也可，比偏口鱼稍差。再次之选择胖头鱼也可，只是肉质较粗，不够细腻。

螃蟹选购要注意哪些事项

新鲜的螃蟹体表花纹清晰，黏液透明，甲壳坚硬而有光泽，颜色黑里透青，外表没有杂泥，脚毛长而挺，腹部和螯足内侧呈乳白色（蟹肚上有铁锈斑色的为老蟹），眼睛光亮，蟹鳃清晰干净，呈青白色，无异味，步足僵

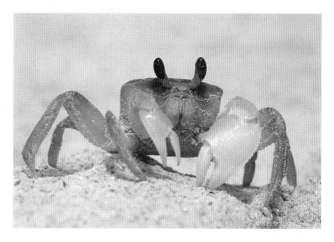

硬；变质的螃蟹有异味，蟹腹中央沟两侧有灰斑、黑斑或黑点，步足松懈并与背面呈垂直状态；腐败的螃蟹甲壳内会出现流动的黄色粒状物。

区别河蟹雌雄的方法主要看脐盖，脐盖呈圆形者为雌，呈三角形者则为雄。

河蟹应该是活的，死的不能出售，但有的商贩将死河蟹冒充海蟹出售。两者的识别方法是，河蟹的背壳是圆形的，海蟹的背壳则呈棱形。

◎ 如何选购货真价实的海产品

目前市场上供应的鲍鱼干，大都是中国广东、山东、辽宁等地所产。进口货分柴油鲍和明鲍两种，其中柴油鲍较好。国产的统称为鲍鱼或鲍脯，以金黄色质厚者为最佳。鉴别鲍鱼干质量的标准：体形完整、结实、够干、淡口、柿红或粉红色为上品；体形基本完整、够干、淡口、有柿红色而背略带黑色的为次品。

海参是名贵滋补品。优质的海参个体粗长而完整，大小整齐，肉肥厚，肉刺齐全无损伤，开口端正，膛内无余肠、泥沙，有光泽，干度足。

◎ 你会望闻问切选新鲜水果吗

"望"鲜梨花脐 如果可以自行挑选，除了比较梨的外形、颜色以外，还可比较和观察梨的花脐部位，挑选花脐处凹坑最深的购买。这样的梨清脆可口，汁多鲜嫩。

"闻"哈密瓜 手摸哈密瓜时，若瓜身较硬微软，瓜身有香味，且表皮粗糙不平者则为熟瓜；若无香味，瓜身硬或太硬，可放一段时间再食。

"问"西瓜 一只手将西瓜托起，另一只手弹瓜，托瓜的手感觉有震荡的是熟瓜，没有震荡的是生瓜；用手指拍西瓜，声音混浊沉重的是熟瓜，清脆的是生瓜；抱起西瓜，放在耳边，用两手轻轻挤压，瓜里发出裂声的是熟瓜，没有裂声的是生瓜；熟瓜会浮在水面上，生瓜则沉入水底；熟瓜的脐部凹入较深，生瓜凹入较浅。

"切"苹果　需轻敲弹选购苹果时，要挑选色泽鲜艳外形圆滑的。除此之外，用手掂掂比一般苹果沉些，用指尖轻轻敲弹，声音铿锵清脆的多是好苹果。

◎ 新鲜水果需看哪些细节

购买草莓应看绿蒂。草莓不宜保存，宜现摘现卖。新鲜的草莓顶端都带有绿蒂，如叶子嫩绿、果肉鲜红、香味浓郁，则属优质草莓。

香蕉是多年生草本植物，产在热带或亚热带地区，果肉中含有丰富的蛋白质、脂肪、果胶、B族维生素、维生素E和矿物质等。香蕉的品种很多，有香蕉、芭蕉、龙牙蕉等。香蕉通常在七八成熟时采收，然后经人工催熟后投放市场。如需立即食用，可购买果皮黄中泛红、带有均匀黑斑的香蕉；如想存放几天再食用，可购买果皮绿中泛黄、果实饱满的香蕉；如买到不熟香蕉而又想即刻食用，可将其切片烹炸或切块拔丝。

菠萝如果是青绿、坚硬、没有香气的便是不够成熟的；而成熟的菠萝果身扎实。色泽上菠萝由黄转褐，果身发软，具有浓香味，表明果实熟过了；色泽正由绿转黄的才是成熟度适中的菠萝。轻捏菠萝，汁液溢出，说明果实变质，不可食用。

◎ 四步教你选购优质葡萄

中国现在有500多种葡萄，市场上最常见的有龙眼葡萄、玫瑰香葡萄等。但购买时如何挑选优质葡萄呢？需注意以下几个方面：

1.表面色泽新鲜的葡萄果梗青鲜，果粉呈灰白色；不新鲜的葡萄果梗霉锈，果粉残缺，果皮呈青棕色或灰黑色，果面润湿。

2.成熟新鲜的葡萄，果粒饱满，大小均匀；反之，成熟度不足且不新鲜的果粒不整齐，有较多青子和瘪子混杂，品质差。

3.新鲜的葡萄用手轻轻提起时，果粒牢固，落子较少。如果粒容易脱落，则表明不够新鲜。

4.气味、滋味品质好的葡萄，果浆很多且浓，味甜，且有玫瑰香味或草莓香味；品质差的葡萄果汁少或者汁多而味淡，具有明显的酸味且无香气。

◎ 如何识破劣质猕猴桃的伪装术

区分新鲜的猕猴桃和使用膨大剂的催化猕猴桃，首先称重量，优质的猕猴桃一般一个只有80～120克重，而使用膨大剂后的猕猴桃个大，重量可达150克以上。其次看形状，未用膨大剂的优质猕猴桃果形规则，多为长椭球形，呈上大下小状，果脐小而圆，向内收缩，果皮呈黄褐色且着色均匀，果毛细而不易脱落；而使用了膨大剂的猕猴桃果实不规则，果脐长而肥厚，向外突出，果皮发绿果毛粗硬且易脱落。第三看果核，未使用膨大剂的果子切开后果核翠绿，酸甜可口；而使用了膨大剂的果子切开后果核粗，果肉熟后发黄，味变淡。

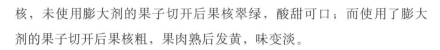

◎ 如何辨识毒大米

识别毒大米的方法是将这种大米用少量热水浸泡后，手捻会有油腻感，严重者水面可浮有油斑，仔细观察会发现米粒有一点浅黄。通常这种大米的外包装上无生产日期及厂家等标注，价格也会比正常大米低一些，消费者在选购时应注意。那么如何选购新鲜大米呢？

从硬度上来说，一般陈米比新米硬，水分低的米比水分高的米硬。所以优质大米硬度小，蛋白质含量高，透明度高。大米陈化现象较重的，色泽变暗，黏性降低，失去大米原有的香味。挑选时要认真观察米粒颜色，表面呈灰粉状或有白道沟纹的是陈米，其量越多则说明大米越陈旧。另外，看米粒中是否有虫蚀粒，如果有虫屎粒和虫尸也说明是陈米。

一般含水分过高和不够成熟就收割的稻谷，腹白较大。大米腹部常有一个不透明的白斑，白斑在大米粒中心部分被称为心白，在外腹部被称为外白。

另外，如果发现米粒表面上出现一条或更多条横裂纹，则说明是暴腰米。

你会辨识染色的米面吗

辨别染色小米时可用手捏几粒小米，蘸点水在手心揉搓，凡染过色的小米颜色会由黄变灰暗，手心残留有黄色。同时，染色的小米，淘米时水发黄，小米由黄转灰并有点发白，煮成的小米粥米烂如泥，汤清似水，失去了小米原有的香味。

一般玉米面上色多采用一种合成色素——柠檬黄，外表是橙黄色的均匀粉末，对热、光、酸、碱及盐均稳定，色素柠檬黄如被人食用，会危害身体健康。鉴别是否掺入色素的玉米面时，可取少量玉米面粉加水浸泡片刻，被色素柠檬黄染色的玉米面则会呈现黄色。

如何选购面点和主食

看色泽优质面粉通常呈乳白色，其面点、主食色泽玉白，但并非越白越好。如果面点、主食的颜色特别白，则有可能面粉中添加了一些增白剂，建议不要购买和食用。

面点、主食手感细腻，粉粒匀细；而伪劣面点、主食摸上去手感粗糙。

优质的面点、主食有一股小麦固有的天然清香。如果有霉杂异味，则说明已掺杂了其他物质，不可继续食用，否则会对健康产生不利影响；如添加剂过量，就会破坏面粉的清香味，食用后会感到口干舌燥。

◉ 好油？坏油？你能分清吗

食用油是每天都会吃到的东西，使用优质的油不仅会增加食物的口感，对健康也十分有益。那么我们应怎样辨别油的好坏呢？怎样才能挑选到优质好油呢？这需要掌握一些基本常识。

市售的很多植物油不是经过精制，就是由化学溶剂萃取所得，并标榜可耐高温炒炸，然而事实上未精制的许多植物性油脂并不适合高温烹调。

通常初榨未精制的植物油，应保持原始浓郁的特殊风味，例如，橄榄油的橄榄清香，花生油的花生味……但实践时会发现，很多油脂的味道不见了或变淡了，这是因为精制时把油脂加温到240～270℃、30～60分钟，再加上特殊方法除色除味，所以大豆油的气味闻起来和玉米油、菜籽油，甚至橄榄油没有什么差别。另外，种子或坚果类在初榨之前通常要先煮熟或烘焙，若烘焙过度，通常会有焦味，这样也不太好。

初榨的植物油由于原始果实的色素和营养素会残留在榨出的油里，所以会有独特的颜色。同样是橄榄油，不同产地或不同品种的橄榄榨出的油颜色会不一样。品质纯正的苦茶油、橄榄油、芝麻油和花生油色泽可能比较深，而且稍微有点混浊。

◉ 你知道橄榄油如何挑选吗

橄榄油的挑选要记住"两认四看"。

认准"特级初榨橄榄油"字样，这是橄榄油中等级最高的，营养价值也是最高的；认准加工工艺中的"冷榨"字样，如果是用精炼法制出的橄榄油，油酸值会较高，经常食用导致长痘的可能性较大。

看酸度，酸度越低越好；看瓶子颜色，橄榄油极易因光照起反应而导致营养流失，所以好的橄榄油应该是深色玻璃瓶装的；看产地，就目前来讲，希腊的克里特岛是世界公认的橄榄油的最佳产地；看生产日期，生产日期越近的越新鲜。

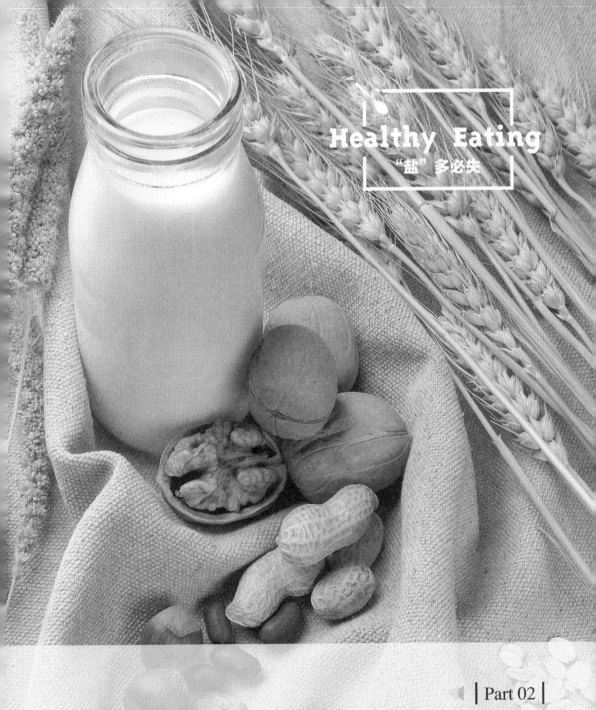

Healthy Eating
"盐"多必失

| Part 02 |

"吃好"比"好吃"更重要

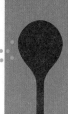

Chapter 01

营养到位，健康就来了

什么构成了我们的身体

人体的化学组成复杂，但都是靠基本营养物质：水、蛋白质、脂肪、糖类和矿物质等来维持机体的生物活性。这几种物质在身体中所占比例分别如下：

蛋白质	脂类	糖类	水	矿物质
15%~18%	10%~15%	1%~2%	55%~67%	3%~4%

这五类物质在胚胎发育时来自母体供给，出生以后则靠从饮食中吸收，以供给生长发育和维持生命活动的需要，只有当饮食来源比例合理才能保证身体的正常组成。

什么是营养

人类从外界获取食物并满足自身生理需要的过程称为营养，其中包括摄取、消化、吸收和体内利用等。

营养素有哪些

为了维持生命和从事各种活动，人体每天都必须从食物中获取营养素。营养素包括水、蛋白质、脂肪、糖类、矿物质、维生素和膳食纤维等。

营养素从何而来

每种食物中都含有多种营养素，只是各种营养素的含量不等。糖类主要来自粮谷类、薯类、豆类和糖；肉、蛋、奶、水产和豆类是蛋白质的良好来源；动、植物油供给我们所需的脂肪；奶类、水产品、坚果、蔬菜和饮水带给人体矿物质；维生素则可以从水、蔬菜、谷类及动物内脏中获得；膳食纤维可以从水果、蔬菜和粮食中获得。

何谓宏量营养素和微量营养素

宏量营养素一般是指糖类、脂肪及蛋白质，这些物质提供给我们每日所需的能量。微量营养素一般是指维生素、矿物质、膳食纤维等，其本身不能提供能量。但是，这并不等于微量营养对于人体就不重要，恰恰相反，如果没有充足的微量营养素，宏量营养素便无法发挥作用。例如，当前世界四大营养素缺乏疾病中，与微量营养素缺乏相关的就有两种，即缺铁性贫血与缺碘性甲状腺肿。

◎ 食物中的营养素在哪里被吸收

营养物质经过酶的作用逐渐被分解成更小、更单纯的化学物质。这些被细分的物质通过人体的消化道而被吸收入血液之中，最后随同血液被输送到全身各处。

蛋白质在消化道内被分解为氨基酸后，在小肠黏膜被吸收，其后经小肠绒毛内的毛细血管进入血液循环。

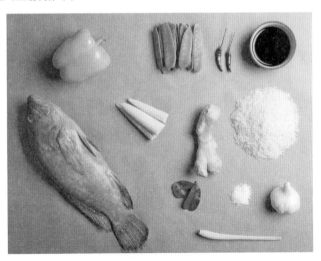

脂肪经消化道被分解为甘油和脂肪酸，甘油溶于水，可被直接吸收入血；脂肪酸在消化道要与胆盐结合成水溶性复合物才被吸收。脂溶性维生素也随脂肪酸一起被吸收。

糖类经消化为单糖后，以主动运转方式被吸收，然后通过门静脉入肝，一部分合成肝糖原储存，另一部分由肝静脉进入体循环，供全身组织利用。

水、水溶性维生素及矿物质可以不经消化在小肠被直接吸收。

膳食纤维一般不易被消化酶分解，也不会产生热量，它们通常会以原形状态被排出体外。

◎ 人体必需的其他六大营养素

营养来自食物，食物中含有多种能供给人体从事劳动和维持生命、保持体温、使细胞生长发育与修复、调节生理功能的物质。营养对维持人体健康有很重要的作用：良好的营养可使身心健康、保持正常体重、使人精力充沛、永葆青春；营养过少不能满足机体活动，会导致营养不良、抵抗力降低、体弱多病；营养过剩也会引发种种疾病，造成"现代文明病"，如糖尿病、痛风病、高脂血症等。

蛋白质

蛋白质是人体中除了水分以外含量最多的物质，体重的1/5左右都是蛋白质。在人体中的比例15%～18%。每天每千克体重需0.8～1.2克，运动员每天每千克体重需要2.5克左右。

蛋白质由氨基酸构成，可维持人体生长发育，构成及修补细胞，并且可调节生理机能和供给能量。人体内约有20种氨基酸，其中8种称为"必需氨基酸"，因其不能由身体自行制造，必须由食物中获得；其余12种氨基酸称为"非必需氨基酸"，人体可以自行制造。

蛋白质分为完全蛋白质和不完全蛋白质，完全蛋白质含有人体所需的所有必需氨基酸，如肉类等98%可被人体吸收；不完全蛋白质，如植物蛋白，80%可被吸收。

蛋白质摄入过少，会造成内分泌紊乱、消化吸收不良、体重减轻、抵抗力下降、易疲劳、患贫血症等；蛋白质摄入过多，会造成蛋白质不能充分吸收、机体代谢负担加重。

蛋白质的食物来源

动物性食物如肉类、鱼类、蛋类、乳类是膳食中最好的蛋白质来源，其蛋白质含量一般为10%～20%。动物性蛋白质量多，易消化吸收、质量好，属于优质蛋白质，缺点是脂肪含量高（尤其是饱和脂肪酸含量）。因此选食动物性食品应有限度。

植物性食物如谷类、豆类、蔬菜类、菌藻类、坚果类的蛋白质也是我们膳食中蛋白质的主要来源。大豆是最佳也是最经济的蛋白质来源，其中黄豆蛋白质含量达30%左右，其他干豆类蛋白质含量在20%左右。干豆类食品赖氨酸含量较多，与粮谷等主食搭配食用，可达到较好的互补作用。坚果类如花生、核桃、莲子也含有15%～30%的蛋白质。粮食一般只含蛋白质6%～10%，而且质量较差，但因是主食，摄入量较大，仍是食物蛋白质的主要来源。

食物	蛋白质含量	食物	蛋白质含量	食物	蛋白质含量
蛋类	11%～14%	薯类	2%～3%	谷类	6%～10%
乳类	1.5%～3.8%	肉类、鱼类	10%～30%		
坚果类	15%～26%	干豆类	20%～49.8%		

糖类

糖类可构成人体组织细胞、调节脂肪代谢，肝糖原有助肝脏的解毒功能，糖蛋白能增强人体的免疫力。蛋白质和糖类可供给能量，但糖类是比较经济有效的来源。每日摄取量应占总热量的50%～65%。

糖类摄入过少，人会怕冷、易疲劳、机能衰退、体重减轻、出现低血糖症；糖类摄入过多，会产生高血糖，易致糖尿病。

▶ 糖类的分类

分类名称	对应成分	特点
单糖	葡萄糖、果糖、半乳糖	味甜，易被人体吸收
双糖	蔗糖、麦芽糖、乳糖	味甜，经消化酶作用，分解为单糖
多糖	淀粉、纤维素	味不甜，经酶分解为葡萄糖

▶ 糖类的食物来源

食物类型	代表食物	食物类型	代表食物
纯糖	红糖、白糖、麦芽糖	根茎类	土豆、芋艿、薯类
谷类	大米、小米、玉米	干果	栗子、花生
干豆类	大豆、蚕豆	水果	西瓜、香蕉、葡萄

脂肪

脂肪是人体所需能量的重要来源之一，脂肪单位供能最大，每千克脂肪能产生37.62千焦热量。同时脂肪组织又是一种保护器官并避免身体受寒的保护层，可以保护皮肤、内脏，保持体温，构成人体组织细胞，促脂溶性维生素（维生素A、维生素D、维生素E、维生素K）溶解、吸收利用、影响组织功能。脂肪在人体中的比例10%～15%。一般食物中脂肪占人体总能量来源的20%～25%（不宜超过30%），每天每千克体重需要1～1.5克。甘油三酯是脂肪的主要成分。

脂肪摄入不足，不利于人体器官组织中的细胞构成，不利于溶脂性维生素的吸收；脂肪摄取太多，易引起动脉血管硬化等疾病，会影响耐力，更会影响人体对蛋白质和铁的吸收。

▶ 脂肪的分类

脂肪类型	代表食物	对人体的影响
饱和脂肪（动物性脂肪）	牛奶、猪油、牛油、鸡油	摄取太多容易引起动脉血管硬化或心脏方面的疾病
不饱和脂肪（植物性脂肪）	大豆、花生、菜籽、芝麻、玉米	摄取太多会导致肥胖

脂肪的食物来源包括：纯油脂、豆油、花生油、猪油、牛油、鱼油、菜籽油、芝麻油、玉米油；肉类；蛋黄；坚果类，如核桃、花生、瓜子等；奶油、黄油等。

维生素

维生素是食物中"点燃"身体"引擎"的因子。各种天然食物中都含有维生素，大多数的维生素无法由体内制造，我们必须不断摄取。维生素分为两大类：水溶性维生素（B族维生素、维生素C、叶酸、生物素）及脂溶性维生素（维生素A、维生素D、维生素E、维生素K），各种维生素相互作用促成身体的功能。通常，缺乏其中一种即可能影响到其他维生素的运作。

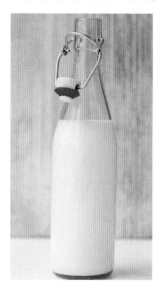

大多数维生素不能在人体内自行合成，必须从食物中摄取；维生素不是机体的构造成分，不提供能量；有的维生素的性质很不稳定，易在食物加工和烹调过程中被破坏。

维生素可促进生长繁殖、加强抵抗力、健全组织功能、促进食欲、维持健康、促使长寿、使精神旺盛等。

维生素摄取不足，体内物质代谢会发生障碍，易出现维生素缺乏症及其疾病；维生素摄取过量，会造成体内代谢紊乱，引起维生素中毒。

▶▶ 主要维生素的功能和食物来源

名称	功能作用	缺乏症状	过量危害与毒性	食物来源
维生素A	帮助骨骼、牙齿发育，保护视力、皮肤，增强人体抵抗和免疫力，防癌、抗癌	夜盲症，对感染的抵抗能力下降，皮肤干燥等	引起维生素A过多症、胡萝卜素血症	动物肝脏、蛋类、乳制品、胡萝卜、南瓜、香蕉、橘子和绿叶类蔬菜等
维生素B₁	构成辅酶，参与糖类代谢，护心，维护能量代谢，提高运动能力，预防过度疲劳，维持神经系统，增强食欲	烦躁不安、易怒、脚气病，多发性神经炎、神经功能障碍	超出推荐量100倍时，会出现头痛、抽搐、衰弱、麻痹、心律失常、过敏等症	葵花籽、花生、大豆、猪肉、鸡肝、谷物类
维生素B₂	维护体内物质代谢正常进行，有助于肌肉发育，保护视力、皮肤及口舌	眼睛充血、异物感，眼角糜烂，口腔、咽喉溃烂，疲劳，脂溢性皮炎	膳食中不易大量摄取	奶类及其制品、动物肝肾、蛋黄、鳝鱼、胡萝卜、酿造酵母、香菇、紫菜、茄子、鱼、芹菜、橙子
维生素B₃（烟酸）	促进神经、消化系统功能，参与蛋白质、糖类、脂肪代谢，防治心血管疾病	糙皮病，腹泻、食欲不振，急躁、记忆力减退、失眠等	大量摄入（如每日0.2~3克），可致血管扩张、皮肤红肿、瘙痒、肝损伤	动物内脏、酵母、蛋黄、豆类及其制品
维生素B₆	维持脑部正常功能，维持血液中镁、胆固醇的正常值，防治贫血、蛀牙、肾结石	单纯的维生素B₆缺乏症在人类极少见	长期过量服用可致严重的周围神经炎，出现神经感觉异常，步态不稳，手足麻木	肉类、谷类、蔬菜和坚果
叶酸	预防贫血，预防胎儿神经管畸形	巨幼红细胞性贫血、高同型半胱氨酸血症、胎儿神经管畸形	干扰锌的吸收，影响叶酸的作用，厌食、腹胀等	樱桃、桃子、核桃、绿色蔬菜

名称	功能作用	缺乏症状	过量危害与毒性	食物来源
维生素C	维持新陈代谢，增强免疫力和抵抗力，防过敏，防癌，解毒，助齿、骨骼发育，治疗贫血，愈合伤口，保护视力，养颜美容	坏血病、皮肤生疮、倦怠感	腹泻，不孕不育。孕妇过食会影响胎儿发育。小儿多食易患骨骼疾病	柠檬、橘子、苹果、酸枣、草莓、辣椒、土豆、菠菜
维生素D	促进人体对钙、磷的吸收利用，助骨骼、牙齿发育，松弛神经、缓解疼痛，帮助维生素A吸收，防治骨质疏松症、结膜炎	佝偻病、成人的骨软化症、老年人的骨质疏松	软组织钙化、肾功能衰竭	鱼肝油、鸡蛋、人造黄油、牛奶、金枪鱼
维生素E	延缓衰老，防动脉硬化，防心血管疾病，提高抵抗力，防癌，促进新陈代谢，增强耐力，缓解疼痛，提高肝脏解毒功能	患维生素E缺乏症的人非常少	虽然毒性较维生素C、维生素D小，小儿大量摄入可造成坏死性小肠结肠炎	谷物胚胎、植物油、绿叶
维生素K	促进血液凝固，止血，增加骨密度	血液不凝固，骨骼变脆	天然维生素K无毒	菠菜等黄绿色蔬菜和水果，植物油
泛酸	辅助糖、蛋白质及脂肪进行代谢	疲劳，心率加快	尚不明确	动物肝脏、鱼、牛奶、糙米、胚芽精
生物素	促进氨基酸及脂肪的代谢	脂溢性皮炎，湿疹，疲劳	尚不明确	动物肝脏、坚果、酵母

矿物质

矿物质为强壮骨骼牙齿和其他组织所需的无机物质，约占人体体重的5%～6%，人体矿物质中钙99%、磷80%、镁70%都集中在骨骼和牙齿中，矿物质可保持体内酸碱平衡，参与脂肪、蛋白质、糖类的代谢，维持肌肉、神经和心脏的正常机能。矿物质在人体中无法自我合成，必须由食物来提供。

各种矿物质的食物来源

钙来源于奶和奶制品、鸡蛋、海米、虾皮、海带、芝麻酱、大豆及豆制品、骨粉、绿叶蔬菜等。

磷来源于鱼、瘦肉、内脏、禽类、大豆、谷物、蛋黄、坚果等。

铁来源于动物内脏、动物血、瘦肉、鱼肉、蛋黄、海带、黑木耳、紫菜、香菇、芝麻酱、豆类、红枣、葡萄干等。

钾来源于水果、果汁、蔬菜、啤酒、酵母、饮用水、花生、芝麻酱、番茄、金枪鱼、土豆、葡萄干等。

钠来源于食盐、酱油、黄酱、咸菜、加盐的风味土豆片等。

锌来源于牡蛎、鲱鱼、肉类、肝、蛋类、麦麸、奶酪、坚果等。

碘来源于海带、紫菜，以及海参、虾、蟹、蛤等水产海鲜。

铜来源于谷类、芝麻、大豆、豌豆、核桃、贝类、绿叶菜、葵花籽、芋头等。

镁来源于糙米、绿叶菜、坚果、燕麦、大豆、肉类、海产品等。

铬来源于啤酒、酵母、蘑菇、粗粮、肉制品、乳酪等。

锰来源于坚果、谷类等。

硒来源于海产品、蛋、肉类、小麦胚芽、芝麻、大蒜、洋葱、蘑菇、糙米、香蕉、橙子等。

膳食纤维

膳食纤维是身体不能消化的植物成分，食物中的纤维素好似透明的固体糖类，它是植物细胞壁的主要部分。它有两种形态：可溶解的和不可溶解的。可溶解纤维素可以帮助降低血液中的胆固醇，并且减少心脏疾病的危险。不可溶解纤维素向肠胃提供大量提高消化功能的必需物质。

膳食纤维能帮助消化，促进健康，通过加速消化，排出废物来防止便秘，消除肠壁上的大量有害物质。每天应该摄入25～30克纤维素。目前国内的植物纤维食品多是用米糠、麸皮、麦糟、甜菜屑、南瓜、玉米皮及海藻等制成的，对降低血糖、血脂有一定作用。

膳食纤维的主要食物来源

1.玉米、玉米面、小米、黑米、各种杂豆、红薯等粗粮。

2.芹菜、韭菜、豆芽、油菜、小白菜、菠菜、茎蓝、笋类、葱头、萝卜等蔬菜。

3.新鲜水果中可溶性膳食纤维（如果胶）含量较高，还含有纤维素和半纤维素等，均有通便作用。

4.蘑菇、香菇、海带、海菜等菌藻类。

5.琼脂、魔芋粉等其他食物。

◎ 蛋白质也有优劣之分

蛋白质进入人体经过消化后会转化成各种氨基酸，而人体成千上万种细胞中所需要的氨基酸之间，有一个大小比例关系，而这个比例关系就是最符合人体需要的模式。所以，评价蛋白质优劣的科学依据就是食物中的蛋白质经过消化分解为氨基酸后，各种氨基酸之间的分量大小比例是否符合人体需要的模式。

世界粮农组织和世界卫生组织（FAO/WHO）的专家委员会进行了四年的研究，得出了主要食物中蛋白质经人体消化后，其氨基酸的实际含量、比例和效益，即PDCAAS——蛋白质消化率校正氨基酸记分法，以1分为最高分数。

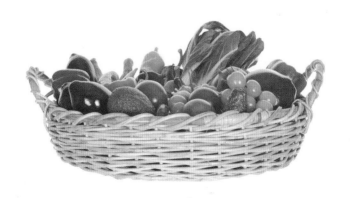

▶▶ 不同食物蛋白质的含量

食物	蛋白质含量	所含蛋白质种类	PDCAAS
蛋白质粉	90%	大豆分离蛋白	1.00
鸡蛋	11%～13%	鸡蛋蛋白	1.00
牛奶	3%～3.5%	酪蛋白	1.00
牛肉	20%	牛肉蛋白	0.92
大豆	38%	大豆蛋白	0.91
扁豆	24.6%～28.7%	扁豆蛋白	0.68
豌豆	20%	豌豆蛋白	0.69
花生	26%～32%	花生蛋白	0.52
小麦	10%	小麦蛋白	0.40

当然这并不是判断蛋白质优劣的唯一标准，蛋白质在人体内的吸收率也是我们衡量蛋白质优劣的一个标准，大部分人可能知道蛋白质的吸收率越高，被人体消化吸收得就越彻底，其营养价值也就越高，那么怎样做才能最大限度地提高食物蛋白质的吸收率呢？一般来说整粒大豆的吸收率为60%，做成豆腐、豆浆后吸收率可提高到90%，其他蛋白质在煮熟后吸收率也能提高，如乳类吸收率为98%，肉类吸收率为93%，蛋类吸收率为98%，米饭吸收率为82%。

可见，蛋白质的优劣之分，不是靠单一标准来衡量的。既要保证食物中含有较高的蛋白质，又要保证蛋白质在人体中的吸收率，这样的蛋白质食物才是最好地补充蛋白质的选择。

◎ 胶原蛋白并不神奇

胶原蛋白是一种高分子蛋白质，能使皮肤保持结实而有弹性。随着年龄的增长，人体胶原蛋白的含量会逐渐流失，皮肤便会失去弹性而变薄老化。牛蹄筋、猪蹄、鸡翅、鸡皮、鱼皮及软骨等确实有助于补充人体的胶原蛋白，但人体对胶原蛋白需要摄取的量也是有一定的需求限制的，在不缺乏的情况下补充效果不显著，这时进补的胶原蛋白就无法变成身体里的胶原蛋白，很可能会转化为脂肪蓄积在体内，使我们的身材变得臃肿。

🔅 如何服用维生素和矿物质补充剂

服用注意事项

营养素补充剂兼具营养补充品与部分药品的特性，服用时必须遵循以下几个事项。

遵照医师、药剂师或产品说明的指示服用；服用后，若身体有所不适，应携产品尽快就医；按时、按量服用，切勿过量；超过保质期的产品，切勿服用，以免某些成分变质后，转化成有毒物质，造成食（药）物中毒；维生素制剂出现变色、吸潮等现象，应停止服用。

一般来说，每餐饭后是摄取营养补充品的最佳时机。但因维生素和矿物质的特性不同，应掌握其作用和时机，以达到最佳功效。

脂溶性维生素服用原则

脂溶性维生素包括维生素A、维生素D、维生素E、维生素K，需要在脂肪的参与下才能吸收。若单独补充而未搭配食用任何油脂，无法达到理想效果。因此，饭后补充此类维生素最适宜。

维生素E补充剂在服用6小时后才能发挥效用，建议喜欢运动减肥的人可在运动前6小时摄取维生素E，如此，可在大活动量运动时帮助燃烧脂肪。

水溶性维生素服用原则

水溶性维生素包括B族维生素、维生素C、生物素等，人体无法储存水溶性维生素，口服此类补充剂后约经4小时，维生素即会从血液转化至尿液中排出体外（若空腹时服用，经过消化、吸收，2小时后就会排出）。因此最好分别于三餐，使身体随时获得最佳维生素供给。

维生素B$_1$，从服用至发挥效用需要2小时，活动量大、消耗体力多的人，应在活动之前2小时服用才能最有效地发挥作用。

早上服用B族维生素和维生素C效果最好。

矿物质补充剂服用原则

吃饭时补充钙剂可增进钙质吸收，一次性服用钙剂最好不要超过600毫克；钙剂可能与药物发生化学反应，正在服用激素类药物者，应咨询医师决定是否服用。

铁剂可与食物一起服用。

镁剂晚上服用可帮助睡眠。

锌剂空腹服用易引起恶心症状，应与足够量的食物一起摄取。

◎ 服药者应补充的维生素和矿物质

服用药物会引起某种维生素的流失，要适量补充。

长期服用抗生素者，会流失B族维生素及维生素K，影响胃肠功能的正常工作。

长期服用阿司匹林者，维生素C容易流失。

感冒药会降低血液中的维生素A含量。

止痛药会降低血液中的维生素A含量。

服用避孕药者会恶心、反胃，药中黄体素会阻碍维生素的功能。此外，避孕药亦会妨碍叶酸的吸收。

长期服用抗癫痫药或含铝的药剂可能引起骨质疏松症，因此需要注意平时多补充钙质及维生素D。此外，抗癫痫药还可能会妨碍叶酸的吸收。

磺胺类药会影响叶酸的吸收。

降胆固醇药会影响叶酸的吸收。

类固醇是许多疾病的必用药，也容易引发各种不良反应。长期服用类固醇者，各种维生素均需均衡补充；若暂时以类固醇消炎，因其会加速钙质排出，还需注意钙的补充。

长期服用泻药会阻碍营养的吸收，尤其是维生素A、维生素D、维生素E、维生素K。

若服用的减肥药会产生腹泻，维生素也可能随之大量流失，尤其是水溶性维生素。

高血压药物与利尿药同时服用容易造成钾的流失。

维生素C制剂补充过多虽然会随尿液排出，但其另一个特性是容易与钙结合，可能造成尿路结石。

钙片与铁剂的服用时间应至少间隔2小时，避免钙片影响身体对铁剂的吸收。

铁剂与高纤维食物同时食用容易造成钙流失。

◎ 影响健康的三大因素

人体就像一部复杂而又精密的机器，时刻都在进行着各种生化反应，合理的营养可以促进人体的生长发育，维持正常的新陈代谢。生长：表现为全身各系统、各器官、各组织的大小、长短和质量的增加；发育：指身体各系统、各器官、各组织功能的完善；代谢：指食物经消化后，营养素进入血液循环，供组织细胞进一步利用，并转变成能量或机体组织材料。影响健康的三大因素是遗传基因、环境和营养。遗传基因和环境是自身无法改变的，唯一可以自己掌握的就是饮食。良好的饮食行为、科学的生活方式是获得健康的必由之路。

遗传因素

遗传，简单来说就是父母甚至祖父母的身体状况会影响到第二代、第三代人的健康状况，如父母都是近视眼，子女是近视眼的可能性就比较大；父母有心脏病，孩子得心脏病的概率也大。

人为什么会生病？这一问题一直困扰着我们。随着科学技术的发展，科学家们逐渐揭示出疾病的根源是基因异常与缺陷。基因是决定一个物种的所有生命现象最基本的因子。基因是人体细胞核内的DNA（脱氧核糖核酸）链上的一个功能片断，基因的排序决定人类遗传变异特性。通俗地讲，基因决定了我们生命的状态和生存的状态，人们的相貌、体型、疾病无一不与基因有关，人的生、老、病、死也是由基因控制的。

环境因素

人们的健康状况与所处的自然环境和社会环境密切相关。自然环境是指自然气候、地理状况、自然资源和人类行为对自然的影响结果；社会环境是指人们所处的不同的社会发展阶段以及政治、经济、科技的发展状况。环境对人类的影响是长时间形成的，不是一朝一夕就可以改变的，也不是个人能左右的。

营养因素

在诸多的环境因素中对人类健康影响最重要、最关键的还是营养因素。食物营养是最主要、最根本的因素。应该说营养是健康之本。

一个3~4千克的初生婴儿长成50~60千克的成人，全靠食物中提供的营养素。可以说，生命与营养是密不可分的，健康与营养也是息息相关的，没有了营养，生命与健康也无法存在。

你的健康掌控在自己手中

世界卫生组织宣布，每个人的健康与寿命60%取决于自己，15%取决于遗传基因，10%取决于社会因素，8%取决于医疗条件，7%取决于气候影响。可见真正的健康是掌握在我们自己手中的，我们完全不必过多地依赖医生和药品，其实最好的医生就是自己。只要我们树立正确的健康观念，运用科学的知识和方法，坚持锻炼和保持正确的生活方式，自然就会健康和长寿。

我们可以从以下4个方面来保证自己的健康。

1.合理膳食 合理膳食是指我们要有科学的饮食习惯，在平时的饮食中注意荤素搭配，粗细搭配，食物要多样化，要多吃蔬菜、水果和谷类，适量地吃些鱼、禽肉、蛋、瘦肉等，少吃肥肉和荤油。要选择对人体有益的食物。

2.远离烟、酒 烟、酒是我们健康和长寿的两大危害，想要健康长寿，戒烟戒酒是必需的。吸烟不仅损害自身健康，还会对周围的人产生不好的影响；喝酒不仅对身体害处多多，而且酒后驾车更是危险，所以为了你和家人的健康，请远离烟、酒。

3.适当运动 我们每天都应当参加半个小时的体力活动和体育锻炼，切忌整天坐着不动，这对我们的身体健康极为不利。想要健康和长寿，坚持每天规律和适量的运动必不可少。

4.心情愉快 保持心情愉快也是延缓衰老的良方，"笑一笑，十年少"，当我们保持心理平衡、精神愉快的时候，我们身体的各个器官也就能发挥正常的生理功能，从而提高身体的免疫能力，有利于预防疾病，延年益寿。

此外，每年至少要检查一次身体，这将会使我们终身受益。健康并不是离我们很远，也不是掌握在医生的手中，而是掌握在我们自己的手中。只有我们把握了健康的主动权，才能保证和维护我们身体的健康，拥有健康的生命。

◉ 健康饮食精髓——膳食平衡

人体所需的各种营养素，必须通过每天所吃的食物不断供应和补充。那么究竟应该吃什么，这里面就有一个食物配比关系。即在人体的生理需要和膳食营养供给之间建立平衡的关系，就是我们常说的平衡膳食。

平衡膳食是指同时在四个方面使膳食营养供给与机体生理需要之间建立起平衡关系，即氨基酸平衡、热量营养素构成平衡、草素平衡及各种营养素摄入量之间平衡，要不缺、不偏、不过、不乱，只有这样才有利于营养素的消化、吸收和利用。如果关系失调，也就是膳食不适应人体生理需要，就会对人体健康造成不良影响，甚至导致某些营养性疾病或慢性病。

氨基酸平衡

食物蛋白质营养价值的高低，很大程度上取决于食物中所含的8种必需氨基酸的数量及比例，只有数量与比例同人体的需要接近时，才能合成人体的组织蛋白质，反之则会影响食物中蛋白质的利用。世界卫生组织提出了一个人体所需8种必需氨基酸的比例，我们的食物中的这个比例越与之接近，生理价值越高。生理价值接近100时，容易被吸收，就称为全部氨基酸平衡。能达到氨基酸全部平衡的蛋白质，称之为完全蛋白质。

利用这个标准可以对各种食物的蛋白质进行氨基酸评分。鸡蛋、牛奶的氨基酸比例与人体极为接近，因此可称为氨基酸平衡的食品。而多数食品属氨基酸构成不平衡食品，所以蛋白质的营养价值就受到影响，如玉米中亮氨酸过高影响了异亮氨酸的利用；小米中精氨酸过高，影响了赖氨酸的利用。因此以植物性为主的膳食，应注意食物合理搭配，纠正氨基酸构成比例的不平衡。如将谷类与豆类混食，制成玉米粉、黄豆小米粉等，可提高蛋白质的利用率和营养价值。

热量营养素构成平衡

糖类、脂肪、蛋白质均能给机体提供热量，故称为热量营养素。平衡膳食的关键不仅取决于这三大营养素的摄入量，也取决于它们之间比例的平衡。一般认为，人体热能的50%～60%来自于糖类，10%～20%来自于蛋白质，20%～30%来自于脂肪，按照这种组成比例，并考虑到不同营养素产生能量之区别（1克蛋白质或糖可产热16.7千焦，1克脂肪可产热37.7千焦），食物中三大热能营养素摄入量的比例应为，糖类：蛋白质：脂肪＝4：1：0.7。

膳食中脂肪热量供给过高，将引起肥胖、高脂血症和心脏病。蛋白质热量提供过高，则影响蛋白质正常功能发挥，造成蛋白质消耗，影响体内氮平衡。相反，糖类和脂肪热量供给不足，就会削弱蛋白质的保护作用。三者之间是互相影响的，一旦出现不平衡，将影响身体健康。

此外，要注意一日三餐热量的合理分配，早餐占30%，午餐占40%，晚餐占30%。

各种营养素摄入间的平衡

各种营养素之间存在着错综复杂的关系，并且不同的生理状态、不同的活动，营养素的需要量也有所不同，中国营养学会制定了各种营养素的每日供给量。我们膳食中所摄入的各种营养素在一定的周期内，应保持在标准供给量上下，误差不超过10%的范围。这种相互间的比例，即可称为营养素间的基本平衡。

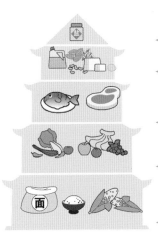

盐6克 油25～30克

奶类及奶制品300克 大豆类及坚果30～50克

畜禽肉类50～75克 鱼虾类50～100克
蛋类25～50克

蔬菜类300～500克 水果类200～400克

谷类、薯类及杂豆250～400克 水1200毫升

荤素平衡

我们都知道，荤食和素食一般指的是动物性食物和植物性食物，这两类食物在营养上各有特点。动物性食物含有优质蛋白，这些优质蛋白对于维持人体的生长发育、抵抗力及充沛的体力均有着不可替代的优势。但其脂肪含量较高且多为饱和脂肪酸，而且含有胆固醇，对心血管健康不利。而植物性食物虽然蛋白质的质量不如动物性食物高，但所含的脂肪一般较少，并有较高比例的不饱和脂肪酸，且没有胆固醇，同时植物所含的植物固醇还有抑制胆固醇吸收的作用。而且大多数植物性食物所含有的植物特有的化学物如膳食纤维、黄酮类、植物固醇、类胡萝卜素、花青素等对人体健康有诸多好处。所以我们在选择食物时应该同时兼顾动物性食物和植物性食物。

◎ 怎样吃才能膳食平衡

对于膳食平衡，中国营养学会提出了以下8点建议。

主食多样

谷类食物是中国传统膳食的主体。提出谷类为主是为了提醒人们保持良好的膳食传统，防止发生经济发达国家膳食搭配中的弊病。粗细搭配，不要总是选择碾磨过于精细的稻米、小麦，因为大部分维生素、矿物质和膳食纤维都存在于谷类的表层。

多吃蔬菜、水果和薯类

蔬菜和水果含有丰富的维生素、矿物质和膳食纤维。有些水果维生素及一些微量元素的含量不如新鲜蔬菜，但水果含有的葡萄糖、果糖、柠檬酸、苹果酸和果胶等物质又比蔬菜丰富。薯类含有丰富的淀粉、膳食纤维以及多种维生素和矿物质。包含丰富蔬菜、水果和薯类的膳食，对保持人体心血管健康、增强抗病能力、减少儿童发生眼干燥症等方面起着十分重要的作用。

常吃奶类、豆类及其制品

奶类除含有丰富的优质蛋白和维生素外，含钙量也较高，是天然钙质的极好来源。中国居民植物性为主的膳食提供的钙质普遍偏低，平均只达到推荐供给量的一半左右。中国的婴幼儿佝偻病患者也较多，这和膳食中钙不足有关系。大量的研究表明，给儿童、青少年补钙可以提高骨密度，从而延缓其发生骨质疏松的年龄；给老年人补钙也可能减缓其骨质丢失的速度。豆类是中国的传统食品，含丰富的优质蛋白质、不饱和脂肪酸、钙及维生素B_1、维生素B_2、烟酸等。

常吃鱼、禽、蛋、瘦肉，少吃肥肉和荤油

肥肉和荤油为高能量和高脂肪食物，摄入过多往往会引起肥胖，并且是某些慢性病的危险因素，应当少吃。猪肉脂肪含量高，要适当减少猪肉的摄入量，用脂肪含量少的肉类代替，如鸡肉、鱼肉、兔肉、牛肉、鸡蛋等。

能量摄入与体力活动要平衡，保持适宜体重

进食量与体力活动是控制体重的两个因素。食物提供人体基础代谢能量和体力活动消耗的能量。如果进食量过大而活动量不足，多余的能量就会在体内以脂肪的形式积存，即增加体重，久之会发胖；相反，若食量不足，劳动或运动量过大，会由于能量不足引起消瘦。所以应保持食量与能量消耗之间的平衡。

吃清淡少盐的膳食

吃清淡的膳食有利于健康，不要太油腻，不要太咸，不要摄入过多的动物性食物和油炸、烟熏食物。目前城市居民食盐摄入量过多，平均值是世界卫生组织建议值的两倍以上。流行病学调查表明，钠的摄入量与高血压发病呈正相关，因而每日食盐用量不宜超过6克。膳食钠的来源除食盐外还包括酱油、咸菜、味精等高钠食品及含钠的加工食品等，要养成少盐膳食的习惯。

饮酒应限量

在节假日、喜庆和交际的场合，人们常常饮酒。高度酒含能量高，不含其他营养素。无节制地饮酒，会使食欲下降，食物摄入量减少，以致发生多种营养素缺乏，严重时还会造成酒精性肝硬化。过量饮酒会增加患高血压、中风的概率。应严禁酗酒，若饮酒可少量饮用低度酒，青少年不应饮酒。

吃清洁卫生、不变质的食物

选购食物时应当选外观好，没有泥污、杂质，没有变色、变味，并符合卫生标准的食物，严防病从口入。进餐要注意卫生条件，包括进餐环境、餐具和供餐者的卫生健康状况。集体用餐应实行分餐制，减少疾病传染的机会。

◎饮食中的黄金分割率

0.618∶1，这一数字被称为黄金分割率，即如果把一件事情的整体看作是1，那么在其0.618处将其分割，得到的结果将是最完美的，可能你会认为这是科学和美学的金科玉律，与膳食无关。但事实上，它也是保证膳食平衡的黄金参数。

荤素黄金比

据科学研究发现，人体的消化道长9米，它的61.8%约为5.5米，是承担消化吸收任务的小肠的长度。人体的消化结构决定了人类最适合以素食为主的混合膳食结构，荤素两类食物都是人体所需，但应有所侧重，比例应为0.618∶1的黄金分割比例，即素食进食量应占膳食总量的61.8%。为达到这一比例，日常烹调时，可将动物性食物与素食搭配，比如鲜鱼与豆腐一起烹调，可使钙的吸收率提高；黄豆烧排骨，其蛋白质的营养价值可提高两倍多。再如，人们日常生活中最常见的蔬菜与肉类的搭配，如黄瓜炒肉片、雪菜炒肉丝和土豆烧牛肉等，都是符合黄金分割率的饮食搭配。

主副黄金比

俗话说"看菜吃饭"，中国人的饮食生活一向是就着菜吃饭的，这一做法是有一定的科学性的，能够保证我们营养均衡，但我们应注意主副食的搭配，专家指出，当膳食中糖类（主要是谷物中的淀粉）的供热量占总热量的61.8%时，才能最好地满足人体对热能的需求。

粗细黄金比

过于精细的米面等食物中，微量元素、维生素及纤维素含量较少，长期食用过于精细的食物，使维生素摄入大大减少，对健康不利，而过于粗糙的食物易损伤消化系统功能，诱发胃炎、阑尾炎、结肠癌等疾病。因此，我们在主食选择上应注意粗细搭配，其搭配比例可参考黄金分割率，六分粗粮、四分细粮搭配为宜，其实我们早已经学会了运用这一比率，如"二米饭"（大米和小米）、"金银卷"（面粉和玉米面）等就是经典的黄金搭配。

食量黄金比

俗话说"每餐七分饱，健康活到老"，从这句话可以看出，食量也是有黄金分割率的。每一餐都吃得很饱，易导致血液过久积存于胃肠道，造成大脑缺血、缺氧。过饱还会增加胃肠负担，使食物不能完全消化吸收，易致胃肠不适。因此，我们应坚持每餐只吃七八分饱。

蛋白质黄金比

蛋白质是人的最基础的营养物质，由20种氨基酸组成，但其中只有12种氨基酸能由机体自身细胞产生，另外8种氨基酸则需要由食物供给。含有这8种氨基酸的蛋白质被称为优质蛋白质。膳食纤维结构中，优质蛋白质应占总蛋白质的61.8%，才能保证机体的正常新陈代谢，又恰合黄金分割率。由于谷物中的蛋白质质量较差，为了保证蛋白质的摄入，应适当多摄取含优质蛋白质的食物。

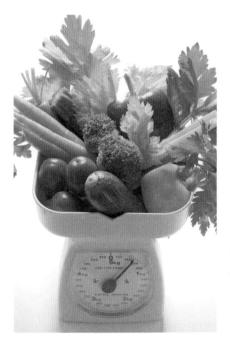

水分黄金比

人体含量最多的物质是水，尤其是成年人体内的水分约占体重的61.8%，可见人体就像是一个大海洋，如果我们将出汗忽略不计的话，人体每天失去和需要补充的水达2500毫升，我们人体主要的水源来自水和食物，其中半固体食物供给的水和人体内部合成的水约为1500毫升，大约占61.8%。余下占38.2%的1000毫升水则应由饮水补充。

动植物油黄金比

植物油和动物脂生理功能不同，偏食会对健康都不利，其实植物油与动物脂的食用量也应符合黄金分割比例，其最佳比例为0.618∶0.382。

◎"吃啥补啥"可信吗

"吃啥补啥"是中国人的传统观念，也是民间流传下来的饮食"格言"。这种以动物脏器来调补身体的方法，来源于中医学中的食疗法。

中医认为，动物脏器较草本药物更易被人体吸收，因而能迅速起效，在调养、补益方面效果明显。另外，动物脏器与人体相应内脏在形态、组织成分构成和生理功能等方面有诸多相似之处，当人体某一内脏发生病变时，用相应的动物内脏来治疗或作为补益，往往会收到较好的疗效。

现代科学研究方法的引入，也进一步证实了"以脏补脏"有一定的科学性。如从动物胰腺提取的胰岛素可预防和改善糖尿病；从猪肝中提取的猪肝核糖核酸可以治疗慢性活动性肝炎及慢性迁延性肝炎；众多动物胆汁所含的胆酸钠、去氢胆酸等，均有明显的利胆作用，可治胆囊炎、胆石症、胆囊切除后综合征等。

但是，这并不意味着只要有了胃痛就要吃猪肚，得了心脏病要吃猪心，骨折了就得喝骨头汤，发生性功能障碍就要吃什么鞭类……

"吃啥补啥"这种说法形象但较片面，"以形补形"部分符合营养规律。具体的病症在每个人身上表现不同，治疗和食疗方法也不尽相同，还是应该区别对待的。

以脑补脑，不全对

对一些发育中的青少年以及脑部受伤的患者，家人往往会让其多吃猪脑等动物脑部"以形补形"，其实这一做法并不完全对。

猪脑属于高胆固醇食物，对脑部发育有一定帮助，但是对有高脂血症、动脉硬化等疾病的人而言，如果过多地食用高胆固醇食物会加重病情，甚至诱发中风等心脑血管疾病。其实吃鱼头鱼肉更能补脑，因为鱼头和鱼肉中富含蛋白质、氨基酸、维生素和大量微量元素以及脑磷脂、卵磷脂等，这些均为人脑营养所需。而鱼脑优于羊脑、牛脑和猪脑之处，在于鱼脑中富含DHA和EPA。

以血补血，科学可取

很多人认为动物血液能补血，符合"以血补血"的原则，这一食补原则是正确的。铁是我们人体必需的微量元素，主要存在于血红蛋白中。动物血液中含有丰富的铁，而且是血红素铁，容易被人体吸收，不容易被食物中的草酸等物质干扰。虽然黑木耳、海带、芝麻等含铁也较高，但这些食物中所含的铁为非血红素铁，吸收率比较低。因此，吃动物的血液来补血，作为缺铁性贫血的食疗方式是非常可取的。

以肝补肝，不对

很多人认为动物肝脏有补肝的作用，这个观点太过于片面，动物肝脏富含人体所需的维生素、矿物质，营养比较全面，适量进食能够补充身体营养。但进食动物肝脏并不能直接作用于人体肝脏。尤其是肝病患者，用吃动物肝脏来治病，不仅无法收效，甚至会起反作用。如病毒性肝炎是病毒引起的脏器性损伤，脂肪肝是脂肪代谢异常引起的肝病，这些疾病吃动物肝脏是无法改善的。而高脂血症的肝病患者，如果过量食用胆固醇含量高的动物肝脏，还容易引起病情恶化。

以肾补肾，不对

对于"以肾补肾"的说法很多人都有着一定的误解。对于人体而言，动物肾脏可以说是一种比较有营养的食物，因其肾小球细胞也是维生素、矿物质含量比较高的地方，适量进食对营养摄取有一定好处。但是进食动物肾脏与进食动物肝脏一样，并不能直接作用于人体肾脏。相反，肾功能不全，如尿毒症患者，是必须限制营养摄取的。动物肾脏胆固醇含量高，过量进食，还可能加重肾脏的负担，使肾功能进一步恶化。因此，肾病患者应注意，不能多吃动物肾脏等高胆固醇食物。

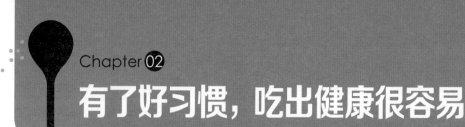

有了好习惯，吃出健康很容易

◎ 进餐的顺序有讲究

营养学家对进餐顺序的建议是：饭前先喝一点汤，然后依次进食蔬菜－米饭－肉类食物，饭后半小时吃水果。

"饭前先喝汤，苗条又健康"。饭前的这碗汤，是一顿饭的根基。它除了让我们有饱腹感外，还可以润滑食道，好让食物顺溜儿地滑下去，再被肠胃消化、吸收。

水果的主要成分是果糖，果糖是单糖，不必消化可被小肠直接吸收。如果饭后即刻吃水果，存在胃里的食物会阻塞住水果，所有的食物一起搅和在胃里，很容易腐烂产生毒素，这也是我们身体出现病痛的原因之一。所以，应该在饭后半小时吃水果。

先喝汤，再吃蔬菜、米饭，最后吃肉类，既保证了足够的膳食纤维，又限制了肉类的过量摄入。

◎ 一日三餐进食原则

早饭要吃好

经过一夜睡眠，身体有10多个小时一直处在消耗能量却没有进食的状态中，因此人体需要丰富的早餐来重新补充、储藏能量，给一天的身体能量补充打好基础。如果不吃早餐，人体便会在午餐前出现强烈的空腹感和饥饿感，午餐时自然吃得就多，这样脂肪就会慢慢堆积起来而导致肥胖。

同时不吃早餐还会导致体内血糖低，容易导致注意力不集中、疲劳、精神不振、反应迟钝。且空腹时分泌胃酸，时间久了，会导致慢性胃炎、胃溃疡等疾病。所以，早餐应该达到提供人体全天30%的热量供应，这样才能满足整个上午活动所消耗的能量。因此，建议早餐不仅要吃，还要吃得好。

午饭要吃饱

午餐是承上启下的中转站。由于距离晚餐的时间比较长,再加上下午工作繁重,因此午餐一定要吃饱,这样可避免晚餐吃太多,有利于控制体重。同时还应注意午餐不要吃太多蛋白质或油腻的食物,以免影响下午的身体状态,使人感觉疲惫。

晚饭要吃少

晚饭吃少不会加重肠胃的负担,也不会造成脂肪的堆积。一般而言,应以七八分饱为准。另外,根据人体的生物钟运行显示,在晚上9点以后,人体各器官功能已基本处于休整状态,那也正是积累脂肪的时刻。而我们正常晚餐所吃下的东西需要5个小时才能被完全消化掉,这多余的热量,日积月累便会造成皮下脂肪堆积过多,从而导致肥胖的产生,所以晚9点后不宜再进食!

◎ 何时吃早餐最健康

人在睡眠时,绝大部分器官都得到了充分休息,而消化器官却仍在消化吸收晚餐存留在胃肠道中的食物,到早晨才能渐渐进入休息状态。早餐吃得太早,势必会干扰胃肠的休息,使消化系统长期处于疲劳应战的状态,扰乱肠胃的蠕动节奏。所以,7点左右起床后20~30分钟再吃早餐是最合适的,因为这时人的食欲最旺盛。另外,早餐与中餐间隔4~5小时为好,也就是说早餐最好安排在7:00~8:00点之间。

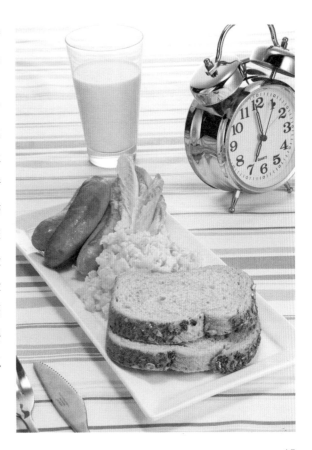

◎早餐的错误吃法

不吃早餐虽然危害大，但错误的吃法同样也会对身体造成一定的伤害，尤其是下面这几种吃法，我们应尽量避免。

平时在我们的早餐桌上，可能会有水果、蔬菜、牛奶等营养食物，但却唯独缺了"营养价值不高"的主食。很多人都错误地认为主食仅仅提供热量，其实糖类也属于营养的范围，而且对人体极为重要。长期不吃主食，会造成营养不良，并导致身体各种功能的削弱。另外，酸奶和番茄、香蕉等都不宜空腹食用。因此，建议大家应该增加面包、馒头等主食，谷类食物可以使人体得到足够的糖类，还有利于牛奶的吸收。

"回锅饭"主要指剩饭菜，或剩饭菜炒饭、剩饭菜煮面条等。看似方便节约，其实危害很大！剩菜隔夜后，蔬菜可能产生亚硝酸盐（一种致癌物质），吃进去会对人体健康产生危害。因此，建议将吃剩的蔬菜倒掉；其他剩余食物作早餐，一定要保存好，以免变质；从冰箱里拿出来的食物要加热透。

边走边吃的"运动型早餐"十分不利于消化和吸收；另外，街头食品往往存在卫生隐患，有可能病从口入。因此，如果选择街边摊点食品作早餐，建议大家一是要注意卫生，二是最好买回家或者到单位吃。尽量不要在上班路上吃早餐，以免损害健康。

早上起来，时间不是很充裕，就顺手拿起饼干、巧克力等零食作早餐了。这样做的危害你知道吗？零食多数属于干食，对于早晨处于半脱水状态的人体来说，是不利于消化吸收的。早餐吃零食容易导致营养不足，体质下降，容易引起各种疾病入侵。因此，建议大家早餐食物中含有足够的水分。如果当天的早餐太干可以加上一根黄瓜。

◎不吃早餐，小心五大危机

很多人由于睡懒觉，导致早上来不及吃早餐就急匆匆赶去上班，或者为了减肥而特意不吃早餐，或者没有吃早餐的习惯，殊不知，这样会造成很多健康危机。

容易发胖　对于想减肥的人来说，不吃早餐不仅不会使体重下降，还可能使身体变胖。因为如果不吃早餐，往往不到中午就感到饿。在这种饥饿的情况下，人所摄入的食物是最容易被吸收的，也就是说，这时候吃下的食物最容易转化成皮下脂肪储存起来。所以，想控制体重的话，就要正常吃早餐。

容易早衰　如果不吃早饭，身体里没有足够的能量，只能靠体内储存的糖、蛋白质来支撑。时间长了，就会出现皮肤干燥、皱纹增加、贫血，这个时候，你看起来会比同龄人老得多。

脑力下降　大脑的运转需要靠血糖提供能量，如果没有早餐的营养或营养不足，血糖水平就会降低，从而不能及时为神经系统的正常工作输送充足的能源物质，这时的大脑就会出现注意力不集中、记忆力减退、思考迟缓等"变笨"的现象，就会影响我们学习和工作的效率。

诱发胃肠疾病　不吃早餐会影响胃酸分泌和胆汁排出，这样就会减弱消化系统功能，诱发胃炎、胃溃疡、胆结石等消化系统的疾病，也就是说，容易让我们的肠胃造反。

体质变酸，易患慢性病　如果不吃早餐，空着肚子去做事，身体为了取得动力，就会动用甲状腺、副甲状腺、脑垂体之类的腺体。这样除了造成腺体亢进之外，更会使体质变为酸性体质，加大患慢性病的概率。

Tips

▶▶ 冷早餐会降低免疫力

很多上班族为了节约时间，早餐往往喝杯果蔬汁，吃几片面包了事。虽然这样的早餐搭配从营养上说是没什么问题的，但是如果温度偏低，就会损害我们的健康。

清晨，虽然我们的身体在大脑的控制下活动起来了，但身体的各个器官还没有完全醒过来。肌肉、神经及血管都还呈收缩状态，如果这时再吃冰冷的食物，体内各个系统的血管就会出现挛缩、血流不畅。吃几次你不觉得有什么，最多是拉肚子而已。但日子一久或年龄渐长时，问题就渐渐出来了：你会发现大便总是稀稀的，或是皮肤越来越差、喉咙总是隐隐有痰、时常感冒，总之是小毛病不断。这就是没吸收到食物的精华，反而损伤了胃气，使得身体免疫力下降了。人体喜欢温暖的环境，环境好了，体内的循环系统才能正常运转，氧气、营养、废物的流通才会顺畅。

◉ 大忙人如何打理效率午餐

对于常坐办公室的人群，一个营养午餐男性需要2500～2920千焦热量，女性2090～2500千焦热量，以此为基础，主要摄取主食2/3碗到1碗（最好选未精制的五谷杂粮），蛋白质1～1.5份（一份约等于1块豆腐、1个鸡蛋、2/3手掌大的肉片等），水果1份。参照这个标准，有以下搭配方案供大家参考：

效率午餐方案一 便当最好选择素食类的，这种便当里有五谷饭，所含豆类、谷类食材较多，味道清爽又营养丰富。也可用三明治、寿司搭配牛奶、豆浆、酸奶来做午餐，但要注意晚餐时应补充适量蔬菜，以免维生素和纤维素缺乏。

效率午餐方案二 如果你太忙不能出去，那么就准备一些早餐麦片、低脂奶粉、水果，注意在冲麦片时加入低脂奶粉。想要增加蛋白质的话，还可以随自己的口味加入一些杏仁、花生、核桃、葡萄干等干果。水果尽量吃不需要削皮的，例如小番茄、樱桃、李子等。

效率午餐方案三 如果不喜欢吃甜的，可以买便利汤包和谷片冲泡，味道类似咸粥。不过由于这种搭配蛋白质含量较低，建议你再加一杯低脂牛奶或无糖豆浆和一个茶叶蛋来补充。还可以在这类冲泡式午餐中加一片干燥的海带芽冲泡，这样多少可补充一些蔬菜。

◉ 养成下午三点加餐的习惯

有研究证明，我们四餐分配比例大致是：1/3的能量来自晚餐，1/3来自午餐，1/4来自早餐，其余的来自下午茶。最新的营养调查结果也表明，有下午茶习惯的人更苗条！这顿加餐往往是一顿"迷你餐"，它与用来发泄郁闷或仅仅用来解馋的零食是不同的。零食的热量只会储存到体内，而迷你餐和其他正餐一样，一部分用来供我们身体的消耗，它和正餐的消耗原理是完全相同的，可以帮助我们保持精力直到黄昏，而使得晚餐可以少吃。

下午茶的内容只需要一块饼干、一块奶酪、一个时令水果、一杯红茶……也可像正餐那样搭配，咸甜可以根据自己的口味选择，注意营养均衡即可。这样既弥补了午餐吃得太少的遗憾，又顶住了下午3点左右肚子咕咕叫的抗议，还能保持优美的曲线。

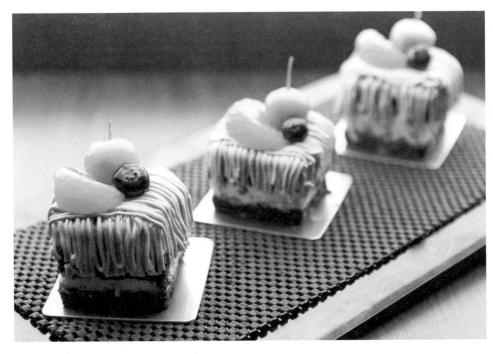

◉ 晚餐尽量别吃这些东西

辛辣食物容易使胃有灼烧感，不好消化，在消化过程中还会"吃"掉体内的促睡眠介质，影响睡眠。

粗粮也会影响到睡眠，特别是吃过红薯、玉米等食物后，肚子胀胀的，影响正常睡眠，这是由于粗粮在消化过程中会产生较多的气体所致。

过于油腻的食物在消化时会加重肠、胃、肝、胆和胰的工作负担，而刺激这些脏器一直工作的是神经中枢，从而导致我们的睡眠时间被推迟。

人体的排钙高峰期常在进餐后4~5小时。晚餐过晚，当排钙高峰期到来时，人已上床入睡，尿液便停留在输尿管、膀胱、尿道等尿路中，致使尿中钙不断增加，久而久之将扩大形成结石。因此，食用虾皮、紫菜、海带等食物的时间，最好在晚上6点左右。

尽量避免食用过多含有高蛋白、高脂肪、高能量的食物。我们晚上在食用了鸡蛋、鱼肉等食物后，往往运动量不足，这就为以后的身体健康埋下了"定时炸弹"，可能会导致糖尿病、高血压等心脑血管疾病。

◎ 饭后"七戒"

我们在饭后常常有一些不良习惯，可能我们觉得没什么大不了，事实上它们正严重威胁着我们的健康，尤其应尽量避免以下这些饭后习惯。

1.戒饭后吃水果。很多人都喜欢饭后吃点水果，这其实是一种错误的生活习惯。食物进入胃以后，需要经过1～2小时的消化，如果饭后立即吃水果，就会被先前吃进的食物阻挡，致使水果不能正常地消化。时间长了，就会引起腹胀、腹泻或便秘等症状。

2.戒饭后饮浓茶。饭后喝茶，会冲淡胃液，影响食物的消化。另外，茶叶还会妨碍铁元素的吸收，长期如此将引发缺铁性贫血。

3.戒饭后吸烟。饭后吸烟的危害比平时大10倍！这是由于进食后的消化道血液循环加快，致使烟中有害成分大量被吸收，损害肝脏、大脑及心血管。

4.戒饭后洗澡。饭后洗澡，体表血流量就会增加，胃肠道的血流量便会相应减少，从而使胃肠的消化功能减弱，引起消化不良。

5.戒饭后放松裤带。很多人吃饭过量后感觉撑得慌，常常放松皮带扣，这样虽然肚子舒服了，但是会造成腹腔内压的下降，逼迫胃部下垂。长此以往，就会患上胃下垂。

6.戒饭后立即散步。饭后"百步走"，非但不能活到"九十九"，还会因为运动量的增加，影响消化道对营养物质的吸收。尤其是老年人心脏功能减退、血管硬化者，餐后立即散步多会出现血压下降等现象。

7.戒饭后开车。司机饭后立即开车容易发生车祸。这是因为饭后胃肠对食物的消化需要大量的血液，造成大脑器官暂时性缺血，从而导致大脑缺氧、困乏，判断失灵。

◎ 饮食也有昼夜之分

国外媒体提出了"日间食物和夜间食物"的观点，也就是说有的食物适合在白天吃，而有的食物则要在下午3点以后吃。遵循"昼补能量，夜护肠胃"的大原则。

"日出而作，日落而息"是古老的作息习惯，白天是我们忙碌的时候，身体消耗能量比较多，所以要多吃些羊肉、牛肉等各种肉类以及柑橘类食物，可以有效补充一天中人体所需能量和维生素。下午3点以后，我们的工作量慢慢减少，应该多吃些乳制品、鱼蛋类、干果等，热量低、好消化，有助于保护肠胃，对减肥也很有帮助。

而对于那些需要熬夜的人，由于这部分人大多为文字工作者或经常用电脑的人，对视力损害极大，这类人就需要多吃胡萝卜、韭菜等富含维生素A的食物。维生素A能调节视网膜感光物质——视紫质的合成，能提高熬夜工作者对昏暗光线的适应力，防止视觉疲劳。

◎ 哪些人应该睡前补充膳食纤维

代谢较快，睡前饥饿者 有些人代谢较快，容易睡前饥饿或半夜饥饿，因此睡前必须吃。为了避免发胖，睡前应如何进食才健康呢？睡前半小时可吃些低热量的高纤维食品，这类食品中的纤维素比重小、体积大，进食后充填胃腔，使人容易产生饱腹感，以减少热量的摄取；同时膳食纤维减少了摄入食物中的热量比值；纤维素在肠内会吸收脂肪而随之排出体外，有助于减少脂肪的堆积。

经常便秘、吸烟者 这些人往往脸色发黄发枯。那是因为毒素在肠道中作长时间停留，从而通过肠壁吸收并使血液沾上毒素所致。而高纤维食品中含有的食物纤维被称为"肠道清道夫"，能刺激肠道蠕动，使废弃物及时排出体外，减少毒素对肠壁的毒害作用，因而可以保护皮肤、防止便秘，对身材和皮肤都有好处。

上火引起嘴边长小水泡者 这类人应多吃些芹菜、香蕉。调查显示，我们每人每天所需纤维量是25～35克，大多数人只摄入了标准量的一半。那么，抓住睡前的最后时刻补充补充吧！

◎ "趁热吃" 科学吗

中国人习惯于"趁热吃"，可你知道这个习惯里有多少危险吗？

人体的食道壁非常娇嫩，一般情况下只能承受50～60℃的食物，超过这个温度，食道的黏膜就会被烫伤。过烫的食物温度都在70℃以上。比如刚沏好的茶水，温度可达80～90℃，喝这个温度的茶很容易烫伤食道壁。如果经常吃烫的食物、喝烫的热饮，胃黏膜损伤尚未修复又受到烫伤，久而久之就形成了浅表性溃疡。这样反复地烫伤，当引起胃黏膜质的变化时，肿瘤就离我们不远了。

其实"趁热吃"的习惯很好纠正。我们日常饮水，温度最好能掌控在18～45℃之间。即使在寒冷的冬天，喝的水也不宜超过50℃。吃火锅等过烫的食物时，最好吹一吹，默数三四秒再吃。阴虚体质者，在冬天怕冷，就喜欢吃热食以增加体内温度来御寒，这类人可以多吃些姜、胡椒、肉桂、辣椒，这些食物有"产热"作用，既不会损伤食道，还有额外的保健功效。大部分时候我们不能"趁热吃"，不过也有食物是可以"趁热吃"的。粽子就是一个特殊者。粽子里的主要成分是糯米，糯米性温，可以暖胃，因此趁热吃可以滋养脾胃，特别有益于脾胃虚寒者。如果放凉了再吃，就会难以消化反而伤害脾胃了。

七种不健康的饮食习惯

暴饮暴食

暴饮暴食是指在短时间内进食大量食物，超过胃肠功能的负荷。暴饮暴食会引起急性胃扩张，诱发急性胃肠炎、急性胃溃疡穿孔，甚至诱发心脏病等，还是诱发急性胰腺炎的元凶之一。可以说，暴饮暴食是饮食的第一大忌。过饱会影响胃肠道的生理功能，使体内的热量过剩引起肥胖，并可加速衰老进程。从营养素吸收的角度看，一次性摄入大量食物，会使其中的大部分营养素（如蛋白质等）无法被充分吸收，从而造成浪费。

口重

大量盐分摄入对健康不利，特别容易增加高血压的发病风险。世界卫生组织（WHO）推荐健康人每日食盐总量不宜超过5克，糖尿病

健｜康｜关｜照

▶▶ 素食者的5大营养原则

吃素能够有效改善肥胖、高脂血症、糖尿病等疾病，但不科学地吃素有时也可能给我们的身体造成营养缺失。要想科学健康地吃素食，就要遵循以下五大营养补充原则：1.多吃蛋奶素；2.适当补钙；3.摄取丰富蛋白质；4.加强补铁；5.补充维生素B₁₂。

和高血压患者应该更低，高血压患者不超过3克，糖尿病高血压患者不超过2克。然而，研究数据表明，中国人均每日食盐量为12～14克，达到WHO推荐值的200%～230%。

1.每人每餐放盐不超过2克，避免摄入过多高盐食物，如酱油、榨菜、咸菜、黄酱等。

2.利用蔬菜本身的风味来调味，例如将青椒、番茄、洋葱、香菇等和味道清淡的食物一起烹煮，像番茄炒蛋，可起到相互调味的功效。

3.用葱、姜、蒜等经油爆香后所产生的油香味，增加食物的可口性，比如葱油鸡等。

4.烹调时，利用白醋、柠檬、苹果、菠萝、柳橙汁等各种酸味调味汁，来增添食物的味道，如煎烤食物时挤点柠檬汁。

5.醋有帮助减低人体对盐需求的作用，因此，吃水饺时，只蘸醋，同样美味。

6.烹调时使用糖醋调味，可增添食物甜酸的风味，相对减少对咸味的需求。

7.用高钾低钠盐代替普通食盐。

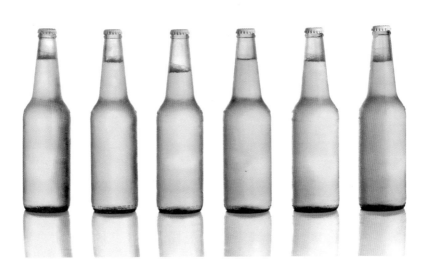

大量饮酒或饮烈性酒

酒的主要成分是酒精，这是一种纯热量物质，每克酒精可提供大约29千焦热量，远远超过主食的产热量。这也是为什么长期饮酒易导致肥胖的缘故。

酒"有利有弊"，两者的差别关键在酒的"质"与"量"。如果少量饮用果酒、低度酒，可增加胃液分泌，增加食欲，促进消化。但如果饮酒过量，或饮用烈性酒，则会增加高血压、中风的危险，损害肝、肺和神经系统的功能，还会刺激胃黏膜，降低食欲，引起消化不良等各种胃肠疾病。

猪肉比例较高，鱼类等摄入偏少

目前，猪肉仍是主要的动物性食品，有统计表明，猪肉销售占总肉量的40%以上。猪肉所含的饱和脂肪、总脂肪量和胆固醇较高，并含有较高的能量，长期大量食用（特别是进食大量肥猪肉）对健康不利。

相比之下，鸡、鱼、兔、牛肉等肉类不仅含蛋白质较高，而且饱和脂肪、总脂肪量和胆固醇含量较低，产生的能量也远低于猪肉，故《中国居民膳食指南》中明确提出，应大力提倡吃这些动物性食物，适当减少猪肉的摄入比例。

现代营养学证明了鱼类的营养价值，它含有高生物价值且极易消化吸收的优质蛋白质、有益于心血管健康的脂肪酸、较低的胆固醇和丰富的常量元素和微量元素等，这些都使得鱼类在维护人体健康，特别是心脏健康方面扮演着重要的角色。众多的研究表明，常吃鱼类有助于减低心血管疾病的发生。美国心脏病学会和糖尿病学会都将每周食用2～3次鱼（特别是海鱼）作为膳食的推荐原则。

奶类制品摄入偏少

奶类有较高的营养价值，含有丰富的优质蛋白；含有丰富的维生素；含钙量较高，且利用率也很高，是天然钙质的极好来源。大量研究表明，给儿童、青少年补钙可以提高其骨密度，从而延缓其发生骨质疏松的年龄；给老年人补钙也可能减缓其骨质丢失的速度。

每个成年人每日应饮用1～2袋牛奶（250～500毫升）。中国居民奶类摄入量较低的一个重要原因是乳糖酶缺乏，导致一次性大量食用牛奶后，乳糖不能在小肠被消化吸收，进入大肠后被细菌分解，产气产酸、导致胃肠不适、腹胀和腹泻等不耐受症状，医学上称之为乳糖不耐受症。研究表明，有超过60%的中国成年人存在着不同程度的乳糖不耐受症。解决的办法为：少量多次饮用鲜奶，将250毫升的鲜牛奶分多次饮用，将大大提高耐受性；用酸奶代替鲜奶，减少乳糖摄入；用无乳糖的奶粉替代鲜牛奶。

常吃腌制食物

以腌制的泡菜为例，新鲜蔬菜都含有少量的硝酸盐，对人体并无大碍。但在使用较多盐分腌制的过程中，它会还原形成大量的对人体有害的亚硝酸盐。亚硝酸盐会在胃内胃酸及硝酸还原菌的作用下，与膳食蛋白质分解物——二级胺反应生成致癌物质亚硝胺，从而增加食管癌、胃癌、肝癌和大肠癌等发病风险。其他腌制食品，如咸菜、咸鱼、火腿、香肠硝酸盐含量很高，极易还原形成亚硝酸盐。

吃甜食无节制

餐前吃甜食会延缓胃肠道的蠕动和排空，抑制食欲。因此，餐前1小时禁用任何甜食。

进餐后血糖升高，人体胰腺会分泌胰岛素来降低血糖。如果餐后立刻进食甜品，血糖负荷过大，迫使胰腺加倍工作以分泌更多的胰岛素，长此以往，胰腺会因疲倦而怠工，导致病变。享用甜品的时间可放在两餐之间，如上午9：00～10：00，下午3：00～4：00。

空腹状态下进食甜品，会导致胃肠胀气、胃酸分泌过多，出现恶心、泛酸和胃灼热感。另外，空腹饮用甜味饮品会造成糖分迅速吸收，血糖瞬间升高，使胰岛素大量分泌来降低血糖，结果可能导致血糖过度下降，出现低血糖反应，对身体造成伤害。

一次性大量吃糖不仅会使血糖骤升，胰腺负担过重，还会引发胃肠不适，食欲减退，胃胀嗳

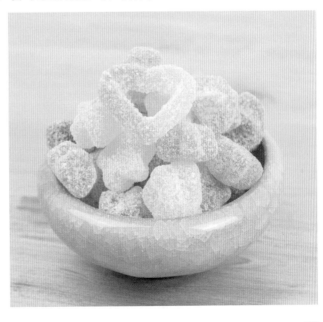

气，并严重影响蛋白质、脂肪、维生素、矿物质等的摄取、消化和吸收。

以下人群慎吃糖：肥胖、糖尿病、糖耐量低减、胃肠功能弱、胃炎和消化道溃疡、胃食管反流症、功能性消化不良、高甘油三酯血症、高胆固醇血症和冠心病患者等。

◎ 甜食爱好者的健康隐患

导致龋齿的发生

食糖过多会给口腔细菌提供良好的繁殖条件，逐渐使牙表面的釉质溶化。又因糖是酸性食物，会腐蚀牙齿形成龋齿。

引起多种维生素的缺乏或营养性疾病

大量吃糖后，血糖升高，可产生饱腹感，使食欲减退，影响消化和吸收，引起多种维生素的缺乏。尤其是人一旦缺乏维生素B_1，就会出现厌食、呕吐、消化不良以及烦躁不安等神经系统症状。严重时出现面色苍白、肌肉松弛、抵抗力下降等。许多糖类代谢中间产物，如丙酮酸和乳酸等，迫使体内的碱性钙、镁、钠参加中和反应，以保持机体的酸碱平衡。由于钙大量消耗，造成体内缺钙，导致骨质疏松，易发生骨折、脊柱侧弯。

甜食过多，易影响视力

糖是产酸食物，能中和体内的钙、铬等碱性元素。钙和铬是保持眼球弹性的元素，营养平衡时，体内的钙、铬元素亦处于平衡状态，保持眼压正常；钙、铬不足时，眼球壁弹性降低，不能保持正常眼压，长时间紧张用眼即会使眼轴拉长，造成近视。另外，血糖增高会加速眼晶状体变性，引起眼晶状体的改变，屈光度增加，导致近视。

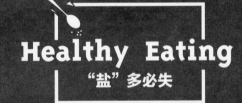

Healthy Eating
"盐"多必失

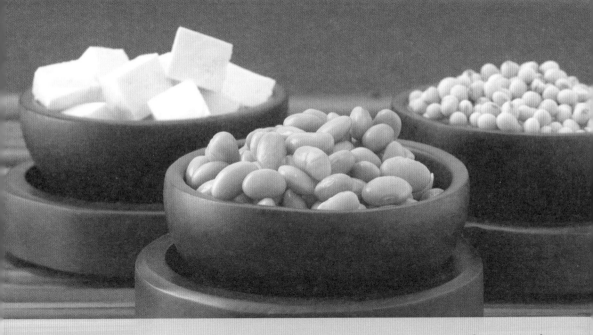

| Part 03 |

营养健康，
自在家常便饭间

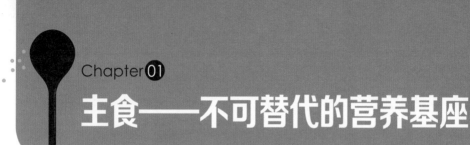

主食——不可替代的营养基座

◎ 主食为何不可被替代

其一，主食类食品能够提供丰富的糖类，最终转化为葡萄糖，为人体提供热能。人体保持正常体温需要体内的葡萄糖氧化发热来维持。人在劳动、工作、学习时所需的能量同样也要由体内的葡萄糖来支持。

其二，人的大脑在思考和记忆时需要葡萄糖发挥能源作用。

其三，人体的所有神经组织、细胞、体液中都需要糖的存在。血液中含有葡萄糖，并且血糖水平要保持在正常范围。

其四，糖类在人体中有解毒的功效。

其五，当人体体内有足够的糖类和B族维生素时，脂肪的代谢作用才能正常。

其六，营养学家发现，谷类食物中含有膳食纤维和植物固醇，有降低胆固醇浓度的保健作用。

糖类主要来自谷类和干豆类，是供给每日能量的主要营养素，以糖类供能量最经济，而且不会增加肝、肾负担，更不会产生毒性。

主食过少（每天少于150克）是对人体健康有损害的。首先，使体内能源物质比例失衡，造成血糖水平低于正常值，因而体力不强、精力不佳，影响大脑功能正常运作。其次，当体内糖类和B族维生素不足时，体内脂肪代谢不完全，会使血液中积聚有毒的废物——酮体。酮体造成恶心、疲劳以及损害脑部健康。还会影响胃和肠道功能，造成便秘；影响血胆固醇的降低，对防止动脉硬化以及冠心病不利。

◎主食应该遵循"四高一低"的原则

主食营养是我们人类健康的基石，人体每天消耗的能量和营养，主要来自于主食。那么，主食要遵循"四高一低"的原则是指哪些呢？

"四高"是指高纤维、高维生素、高蛋白、高微量元素。

1.选择高膳食纤维的主食。高膳食纤维既有可溶性的，也有不能被人体吸收的粗纤维，能有效缓解和预防便秘，减少结肠癌的发病率。

2.选择微量元素含量高的主食。这类主食可为人体提供丰富的铁、钙、磷、硒、锌等。

3.选择维生素含量高的主食。维生素E、B族维生素、β-胡萝卜素等能帮助人体清除氧自由基，活化机体酶活性，改善内环境平衡，起到积极的抗衰老作用。

4.选择蛋白质、氨基酸比例高的主食。这类食物营养丰富，营养素全面均衡，含有高比例的蛋白质、氨基酸，其营养效果远远超过精米白面，可起到营养互补的作用，是儿童、老年人的最佳主食。

"一低"是指低热量，即选择热量低的主食。杂粮相对体积大，在肠胃中滞留时间长，可使人产生饱胀感，是糖尿病、高脂血症和减肥者的最佳首选主食。

◎少吃含油脂太多的主食

我们的主食一般是谷物食物，最常见的就是大米、面粉及其制品。其重要营养特点是以淀粉为主，含一定的蛋白质，而脂肪含量很少。但是我们却经常在烹调时额外添加油脂，如面包，饼干、方便面、油条、油饼等。油脂能增加食物的滋味，增进食欲，比如用油炸过的方便面，油脂经过氧化后变成氧化脂质，含有较高的油脂；"吐司面包"、"奶油面包"和大部分花色点心面包都属于软质面包，它们的油脂高达10%，含热量较高。

过量摄入高油脂的食物，可能会引起肥胖、高脂血症、高血压，甚至可能诱发乳腺癌、肠癌等恶性肿瘤。因此，在烹制主食时，尽量不放或少放油脂，同时在饮食中也要注意控制油脂的摄入量，尽量少吃，如果非要吃油炸食品，尽量选在下午前吃。

◉ 要健康，吃粗粮

粗粮一般是相对于我们平时常吃的精米白面来说的，像谷类中的玉米、小米、紫米、高粱、燕麦、荞麦、麦麸以及各种干豆类，如黄豆、青豆、红小豆、绿豆等，这些都是粗粮。

可不要小看了粗粮，它们虽叫粗粮，但营养并不低，粗粮含有丰富的不可溶性纤维素，有助于保障消化系统正常运转；能与可溶性纤维协同工作，降低血液中低密度胆固醇和甘油三酯的浓度；增加食物在胃里的停留时间；延迟饭后葡萄糖吸收的速度；降低高血压、糖尿病、肥胖症和心脑血管疾病的风险。医学研究还表明，纤维素有助于抵抗胃癌、肠癌、乳腺癌、溃疡性肠炎等多种疾病。

应该常吃的8种粗粮

小米 性微寒味甘，有健脾、除湿、安神等功效。

玉米 世界公认的"黄金作物"。纤维比精米、精面高4～10倍。纤维可以加速肠胃蠕动，帮助排除大肠癌因子，降低胆固醇吸收，预防冠心病。

大麦 性凉，味甘、咸，有和胃、宽肠的作用，可辅助治疗食滞、小便淋痛、水肿、烫伤。大麦芽性温味甘，有开胃消食、下气的功效。

大豆 性平，味甘，有健脾宽中、润燥消水的功效，可用其辅助治疗疳积泻痢、腹胀羸弱、妊娠中毒、疮痈肿毒、外伤出血等症。

绿豆 性寒，味甘，有利尿消肿、和中解毒和清凉解渴的作用。

豇豆 性平，味甘，有健脾利湿、清热解毒、止血、消渴的功效。中医用豇豆作为肾病的食疗佳品，能补五脏、益气和中、调养经脉。

莜麦 莜麦的蛋白质比大米、面粉高1.5倍左右，脂肪高2～2.5倍，而且莜麦脂肪成分中的亚油酸含量较多，易被人体吸收，有降低胆固醇的作用。

荞麦 荞麦含有其他谷物所不具有的"叶绿素"和"芦丁"。其所含维生素B_1、维生素B_2、烟酸等都多于精制谷类。荞麦中所含烟酸和芦丁都是治疗高血压的药物。经常食用荞麦对糖尿病也很有益处，荞麦外用还可治疗毒疮肿痛等。

粗粮应该怎么吃

粗粮不必细做。吃惯了"细粮"，对"粗粮"的粗糙会感觉不那么顺口，于是很多家庭主妇和厨师都想尽办法把粗粮做得精细起来。但是粮食加工得越精，维生素、蛋白质、纤维素损失得就越多。粗粮中的膳食纤维虽然不能被人体消化利用，但能通肠化气，清理废物，促进食物残渣尽早排出体外。所以我们在平时的膳食之中还是要粗粮粗吃，避免过于精工细作。以粗粮中加入适当比例的细粮，或利用粗粮做成地方特色风味食品来吃。这样

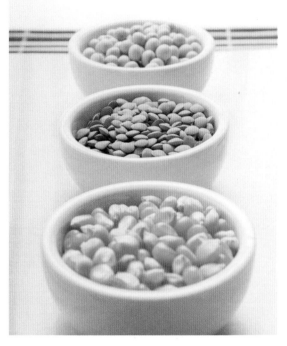

我们所吃的食物就会既美味又有营养了。

吃粗粮时要多喝水，粗粮中的纤维素需要有充足的水分作后盾，才能保障肠道的正常工作。一般多吃1倍纤维素，就要多喝1倍水。

突然增加或减少粗粮的进食量，会引起肠道不良反应。对于平时以肉食为主的人来说，为了帮助肠道适应，增加粗粮的进食量时，应该循序渐进，不可操之过急。

当我们每天制作食物时，除了要顾及口味嗜好外，还应该考虑荤素搭配，平衡膳食，根据个人情况进行适当的调整。

避免吃粗粮的误区

哪些人不适合吃粗粮

缺钙、铁等元素的人群：粗粮里含有植酸和食物纤维，它们结合形成沉淀，阻碍对矿物质的吸收，影响肠道内矿物质的代谢平衡。

患消化系统疾病的人群：患有肝硬化、食管静脉曲张或胃溃疡者，进食大量的粗粮易引起静脉破裂出血和溃疡出血。

免疫力低下的人群：长期每天摄入的纤维素超过50克，会使人的蛋白质补充受阻、脂肪利用率降低，造成骨骼、心脏等脏器功能的损害，降低人体的免疫能力。

有些粗粮不是人人都能吃的

高粱、薏米质地比较硬，不易于消化，患有胃炎或胃溃疡的人不宜多吃。

糙米虽含有很高的B族维生素、矿物质等，但长期以糙米为主食，吃久了，就容易出现腹泻、消化功能障碍的问题。可按重量将白米、糙米、水按2∶1∶3.25的比例同煮。同时，糙米需先浸泡，把米麸泡软，这样可以减少糙米对胃肠的损耗。

荞麦面含有类黄碱成分，对心血管有很好的保护效果，也有养颜美容的作用。但有胃肠疾病的人应慎食。因胃肠蠕动较差，且下腹部温度较低，易受凉，而荞麦面属性偏寒，吃了无异雪上加霜。因而有肠胃疾病的人，不能吃太多荞麦面。

杂粮组合应量身选购

在超市和市场上经常看见已经组合好的杂粮米，这样固然方便，但不见得适合每个人。例如，市售的杂粮组合常混黑糯米，如果有消化性溃疡或胃酸过多者，就不宜食用。市售的杂粮米常会混豆类，豆类蛋白质高，肾脏病人、尿酸高的人都应慎食。

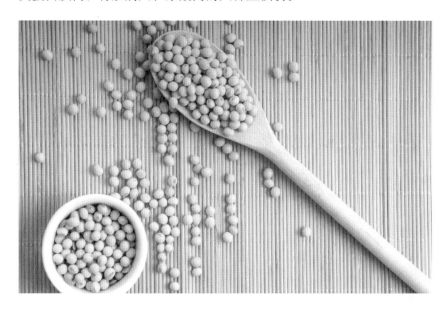

杂粮有时也不见得越杂越好，如果想吃杂粮养生，除了考虑自身体质外，还要把握杂粮分类、分属性、分餐吃的方法。

吃粗粮并非越多越好

每周吃3次粗粮，有利于身体健康。但需要注意的是，吃粗粮不是"多多益善"。如果过度追求吃粗粮，甚至是只吃粗粮，拒绝食用细粮，这些做法都是不可取的。特别是消化功能衰退的老年人、胃肠功能尚不健全的小孩以及有胃肠疾病的青壮年，都不宜过多地吃杂粮、粗粮，否则会对胃肠造成很大的负担。

慎食五谷粉

针对现代人往往没时间煮饭，可是又想保养身体的需求，许多商家推出了五谷粉等便食粗粮产品，但是有些五谷粉加有糖分，有的甚至加奶精，虽然口感更好了，但却对健康无益，尤其是对糖尿病患者。

⦿ 强化米面对健康更有益吗

强化米面，是指在面粉和大米的生产过程中，有针对性地加入了一种或多种维生素和矿物质，以提高营养含量。目前，比较常见的是强化面粉，即在面粉中加入铁、钙、锌、维生素B_1、维生素B_2、叶酸、烟酸以及维生素A等营养素。

在米面中加入营养素，是因为大米和小麦皮层和胚芽中虽然含有丰富的蛋白质、脂肪、维生素、矿物质等营养物质，但在碾米过程中，随着皮层和胚芽的碾脱，所含的营养成分也会随之流失。米面的加工精度越高，营养成分损失也越多。另外，大米在淘洗过程中，也会损失许多的营养成分。对普通大米和面粉进行营养强化，不仅可以补充其流失的营养成分，还可以增加米面本身缺乏的一些营养物质。从而改善我们的膳食营养，补充缺少的微量营养素，满足人体生理的正常需要，减少各种营养缺乏症的发生。

国内对强化食品实行标志管理，即通过审批认证的强化食品，在包装上都有一个特殊的标志。消费者在超市购买面粉时，只要认准标志，就可以买到强化面粉了。强化面粉的外观、味道与使用基本与普通面粉相同，只是在营养方面得到强化了而已。

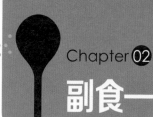

副食——不可缺少的营养补充

◎ 让副食多带些营养给你

除了主食，你的餐桌上是不是摆满了美味的佳肴，鸡鸭鱼肉，还有各色蔬菜，我们之所以把副食做得这么丰盛，正是因为我们知道副食能为人体提供丰富的蛋白质、脂肪、维生素和矿物质等营养物质，但是只知道这些还不够，还要知道在各种副食当中，不论是鲜美的肉类、禽类、蛋类，还是早上喝的牛奶，或者是豆类和蔬菜类，它们的营养作用都是各有长短的。

多元副食，多元营养

肉类等动物性食物和豆类食物富含蛋白质和脂肪，但是却缺少维生素C和膳食纤维。蔬菜虽然含有丰富的维生素和矿物质，尤其是富含维生素C，但是却只含有少量的蛋白质。

因此，必须把各类副食合理搭配食用，才能使其取长补短，使人体获得较为全面的营养素，增进健康。

副食搭配有讲究

如果比较喜欢肉禽类和蛋类的食物，可搭配一些豆制品、面筋等，这样能够大大地提高蛋白质的营养价值。

含蛋白质丰富的食物和蔬菜搭配，不仅能发挥蛋白质的优势，而且还可以得到丰富的维生素和矿物质；尤其是豆制品，最好和蔬菜搭配，比如雪里蕻烧豆腐、砂锅豆腐等，既营养又便宜，做法也简单。荤素搭配还能促进身体内的酸碱平衡，有利于身体的健康，比如蒜薹炒肉、茄子肉丁、肉蔬汤等，这些菜式既能满足你吃肉的喜好，也不难做，最重要的是还能荤素搭配，给你的营养加分。

副食除了在搭配方面要注意外，合理的烹调也非常重要，这样可减少副食中营养的损失。

1.平时洗菜时应注意先洗后切，而不要先切后洗，否则会把蔬菜里的水溶性维生素破坏掉，最好选择流水来冲洗蔬菜，菜在下锅前尽量少在水中浸泡，洗切与烹调的间隔时间也要短。

2.如果购买的是一些涩味比较重的蔬菜，可用沸水快焯法去除涩味，这样既可使维生素少受损失，又去掉了涩味。做汤菜时，要在水沸后，再加入青菜。

3.炒菜时最好用急火快炒，这样可以减少维生素C的损失。我们做菜时，常有用淀粉勾芡的习惯，从营养角度讲，是值得提倡的，因为淀粉对维生素C能产生保护作用。

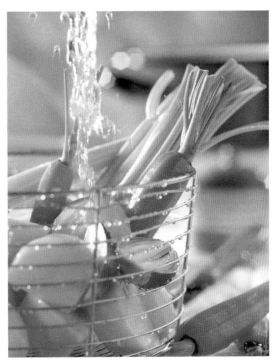

4.挂糊油炸是保护食物营养素、增强滋味的一种好方法。挂糊就是炸前在原料表面上裹一层淀粉或面粉调制的糊，它可使原料不与热油直接接触，从而使蛋白质和维生素的损失减少，比如我们常吃的糖醋鱼，使用的就是这种处理方法。

◎ 午餐的副食怎样安排

午餐是一天中最重要的一顿饭，它提供的能量占一个人全天消耗能量的40%。因此，午餐吃什么、怎样吃很重要。

午餐要想保证充足的能量，搭配含蛋白质、维生素和矿物质的食物则必不可少。蔬菜可以选择含膳食纤维较多的丝瓜、藕、芹菜、蘑菇、萝卜等，荤菜则应选择牛肉、鸡肉等含脂肪较少的食物，如果再加入含优质植物蛋白的豆制品，营养就会更全面。

注意在烹制蔬菜时炒至六七分熟就行，烹饪过度或放置时间过长，不仅蔬菜会发黄、变味，还会使蔬菜中怕热的维生素如维生素C、叶酸等流失掉，所以要想最大限度地保存菜中的维生素，最好采用急火快炒的方式。

回锅肉、糖醋排骨、肉饼、煎带鱼、海鲜食物等荤食应吃多少做多少，剩下的不要再回锅。因为这类食物是大肠杆菌繁殖的温床，最容易腐败变质。

午餐前半小时吃些水果，而饭后最好喝点酸奶，以促进消化。

午餐应该安排的副食有：新鲜水果、低脂肉类、豆制品、各种非绿叶蔬菜、酸奶等。

◎ 植物油营养价值各不同

按炼制程度分类，植物油可以从低到高分为二级油、一级油、高烹油、色拉油，其中高烹油和色拉油为精制油，色拉油从品质角度来说无疑是纯度最高的食用油脂。

按原料分类，常见的植物油有：大豆油、菜籽油、玉米油、花生油、芝麻油、营养调和油、亚麻籽油。

花生油 含芥酸，还含大量人体必需的不饱和脂肪酸，可起到降低胆固醇含量，预防心血管疾病的作用。

玉米油 油酸、亚油酸等人体必需的不饱和脂肪酸含量高达80%以上，还含有大量的维生素E。本身不含胆固醇，且能降低人体胆固醇含量，是高血压、动脉粥样硬化患者和老年人的保健食用油。所含维生素E有抗氧化、防老化、抗衰老的作用，是延年、养颜之佳品。

大豆油 含大量人体必需的不饱和脂肪酸（如亚油酸含量达50%以上），是含维生素E最高的植物油。可以合成人体前列腺素，降低血清胆固醇，抗衰老，保持皮肤细腻、光滑；防止皮肤角质化，是美容、保健之佳品。

芝麻油 含不饱和脂肪酸。可以调节生理功能，降低人体胆固醇含量，预防疾病。

菜籽油 含大量不饱和脂肪酸和丰富的维生素E。促进人体生长发育，维护生理代谢，降低人体胆固醇含量，预防人体心血管疾病，是家庭烹饪美味的好帮手。

营养调和油 长期吃某一种植物油，会导致一种或几种脂肪酸的摄入不够或者过量问题。针对这种情况，市场上陆续出现了一种名为营养调和油的新产品。

亚麻籽油 这类油含 $\alpha-$ 亚麻酸较为丰富，日常生活中，可将两份花生油或大豆油加入一份亚麻籽油调和食用，如果用橄榄油、茶籽油与亚麻籽油调和食用，保健效果更好。

目前国内市场销售的营养调和油多选用色拉油、菜籽色拉油为基质油，加入一种或几种高油酸型油（如杏仁油）、高亚油酸型油（如红花籽油、番茄籽油、麦胚油）、高亚麻酸型油（如核桃仁油）、高维生素E型油（如麦胚油），功能特性突出、脂肪酸配比合理、营养价值高，同时又保持了色拉油纯度高、吸收率高的优点，是当前普遍食用的纯色拉油的换代产品。

蔬菜的分类与营养

叶菜类含有丰富的维生素C和核黄素等多种重要维生素，还含有较多的叶酸和胆碱，膳食纤维含量也非常丰富。其中以油菜、苋菜、雪里蕻、菠菜和韭菜等含量最丰富。叶菜类也是铁、钙、磷等矿物质类的宝库，含铁量特别丰富。叶菜类可作为贫血患者、孕妇和乳母的重要营养食品。芹菜、雪里蕻、油菜等含钙也较高。白菜被誉为"百菜之王"，比起苹果来，白菜中钙和维生素C含量要高5倍，核黄素含量高2倍。

根茎类蔬菜的营养价值各有特点，如土豆、山药、芋头和藕中淀粉含量较高。土豆和芋头中尚有较多的蛋白质和维生素。胡萝卜中含有丰富的胡萝卜素，用油烹炒后更有益于吸收。萝卜素有"十月萝卜小人参"的美誉，具有通气行气、健胃消食、解毒散淤的功能。洋葱

▶▶ **土豆是最健康的食物**

矿物质丰富。土豆的钾、镁含量要远远高于精白米和精白面粉，是一种碱性食品，能够中和精白米面所致的酸性体质。

富含赖氨酸。别看土豆中蛋白质的含量不多，但其所含的赖氨酸却很丰富，搭配赖氨酸低的谷类一起食用，可提升营养价值。

富含维生素、纤维素。土豆中还含有丰富的维生素C和膳食纤维，这可是精米白面所没有的好营养素。

纤维柔软。土豆的纤维质地柔软，不会刺激肠胃，各种人都可以吃。胃溃疡或肠炎的人也可以放心地吃土豆。

健 | 康 | 关 | 照

具有降压、降血脂、降胆固醇的功能，被西方人称作"菜中皇后"。土豆有"地下苹果"之称，具有预防神疲乏力、筋骨损伤、心脏病、关节肿痛等疾病的功能。

瓜茄类的营养价值也不一般，辣椒、番茄、黄瓜等的胡萝卜素和维生素C含量较高。番茄含有有机酸，能保护维生素C不被破坏，番茄红素具有防癌功效；黄瓜所含热量和脂肪都特别低，具有美白减肥、降低胆固醇的作用；茄子所含的维生素E为瓜茄类之首，具有降低胆固醇、治疗热毒疮疡和皮肤溃烂的独特功效。苦瓜内含有类似胰岛素的物质，是糖尿病患者的理想蔬菜。

鲜豆类包括扁豆、毛豆等，其中蛋白质、糖类、硫胺素、钙、磷、铁的含量均比其他蔬菜高，蛋白质的质量也较谷类更好。鲜豆类的铁也易被利用。

食用菌包括各种菇类，如香菇、栗蘑、松茸、牛肝菌、灵芝、银耳等。它们所含的香菇多糖，具有抗癌保健的功效。

◎ 蔬菜营养何时最丰富

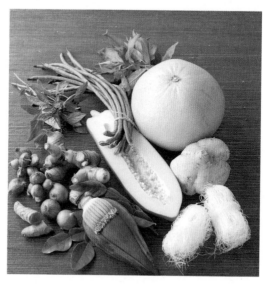

许多蔬果的营养价值，会随着季节的转换发生明显变化。例如，7月份上市的番茄，每100克可食用部分的维生素C含量是1月份上市的2倍；β-胡萝卜素含量在夏季收获的蔬菜中明显增高。黄瓜中的维生素C含量，夏季产的是冬季的2倍左右。胡萝卜中的β-胡萝卜素含量，6月份的是隆冬时节的1.5倍。菠菜是季节变化值最大的一种蔬菜，与冬季相比，其营养价值在5月和10月间会相差将近8倍。冬季上市的菠菜，水分含量较低，营养物质较多。进入夏季后，所含的水分明显增加，固体成分减少大约一半。

随着栽培技术和运输能力的不断提高，几乎所有的蔬菜都能够一年四季出现在人们的餐桌上，人们对于某种蔬菜上市季节的概念已变得十分模糊。对此，营养学家特别提醒，蔬菜中的营养成分含量通常在大量上市的季节最为丰富；另外，大部分在收获旺季时加工的速冻蔬菜，其营养价值也要高于在暖房内生长的新鲜品种。

◉ 应根据自身状况选取蔬菜

随着人们对健康的关注，越来越多的人开始摒弃肉食，开始对蔬菜情有独钟，尤其是鲜红亮丽的番茄、清新爽口的绿芦笋、强力防癌的菜花、蔬菜之王的菠菜，各种美味菇类等，都是人们餐桌上的必备选择。但是不论是出于热爱还是出于健康需要，你都应根据自己的自身需要来选取蔬菜。

肉食爱好者，平时应多吃新鲜蔬菜

很多人为了偷懒，常会选择超市里加工好的蔬菜，如腌制蔬菜、脱水蔬菜等，这会失去蔬菜原有的营养成分，有些加工的蔬菜里甚至还会有各种添加剂及肉类等其他食物，如果是肉食者，想通过摄取蔬菜来减少肉类摄取的目的就达不到了。

不爱吃乳制品者，平时应多吃高钙蔬菜

如果平时很少吃乳制品，建议每天吃一种高钙蔬菜，如菜花、圆白菜、雪里蕻、小白菜、油菜、茴香、芫荽、芹菜等。

素食者应多吃高铁蔬菜

由于人体比较容易吸收肉类的铁质，因此素食者容易缺铁，所以要多补充高铁蔬菜，如菠菜、苋菜、红凤菜、青江菜等，并和富含维生素C的蔬菜（如青椒、番茄、黄瓜、菜花、大多数绿叶菜）一起吃，以帮助吸收铁质。

◉ 青菜补钙壮骨效果胜过牛奶

很多人认为牛奶和排骨是钙的最好来源，其补钙能力是其他食品所望尘莫及的。因此为了补钙，大量喝牛奶、吃排骨，殊不知，青菜也是钙的重要来源之一。

按照数据计算，100毫升全脂牛奶含钙104毫克，而100克小油菜含钙却高达153毫克。而且如果按照营养素密度来计算，全脂牛奶为104/54=1.9，而小油菜是153/15=10.2，显然青菜的补钙效益要比牛奶高得多。

不仅如此，100毫升牛奶中的钾含量是109毫克，镁含量是11毫克；而100克小油菜中的钾含量则高达157毫克，镁含量高达27毫克，都比牛奶略高一些。何况镁本身就是骨骼的重要成分之一，而充足的钾和镁又有利于减少尿钙的流失。所以，一种食物能够同时供应大量钾、钙和镁，无疑是理想的健骨食品，何况绿叶菜中还含有丰富的维生素K，能帮助钙沉积入骨骼当中。

所以，按照同样食用量，绿叶菜是补充健骨矿物质的更好食品，尤其是小白菜、小油菜、甘蓝类蔬菜中含草酸较低，对钙的吸收利用妨碍较小。只要人体有充足的阳光照射，得到足够的维生素D，其中的钙就可以充分实现营养价值。

当然，这并不意味着奶类就失去了它的补钙意义。每日喝250毫升牛奶，只需要一分钟。吃200克绿叶蔬菜需要拣菜、洗菜、炒菜或煮菜，要慢得多。所以，牛奶、酸奶照常喝，青菜多吃，可以让补钙达到双倍效果。

◎ 青葱全都吃最养生

青葱是我们日常家居必备的食材，在家家户户的餐桌上都是必不可少的角色。但是大家对于青葱作用的了解却并不全面，葱的各个部分都是宝，怎样吃葱才算对呢？

葱叶属热性，有发汗解毒散肿功效；葱白则为寒性，中医古籍中患风寒感冒时服用的"葱豉汤"就是采用葱白部位，以缓解头痛鼻塞症状。青葱各个部位的养生功效也各不相同。

葱叶含有很高的植物多酚，抗氧化效果好，抑制氧化自由基的能力也最佳，而且富含维生素A原，不应轻易丢弃不用。

葱白有不错的免疫调节功能，并且富含多醣体，具有抗癌、预防并缓解心血管疾病、消化及呼吸系统疾病、提高人体免疫机能及抗氧化功能。

葱须总是被我们在烹饪的时候丢弃掉，其实这是青葱最宝贵的部位，它不仅在清除自由基能力、总多酚、蛋白质、多醣体含量，以及免疫调节能力上都稳坐各部位之冠，而且葱须还含有植物固醇，对降低人体血清中总胆固醇和低密度脂蛋白都有很大帮助，可见葱须实在是个宝，希望大家以后就不要再浪费了。我们还可以利用葱须来泡酒，或用来煮汤，这对我们改善体质、调节免疫和预防疾病等都有很大的帮助。

◎ 水果不能代替蔬菜

有的人不愿吃蔬菜，尤其小孩子，以为水果和蔬菜一样，含有维生素、矿物质和纤维素，可以吃水果代替吃蔬菜。这是不对的，水果绝不可以替代蔬菜。

水果虽然可提供维生素C，但不是所有的水果都含有丰富的维生素C，只有柑橘类水果如橙子、橘子、柠檬、山楂、鲜枣、柚子和草莓中维生素C含量较多，而平时常吃的苹果、梨、香蕉、桃、西瓜中维生素C的含量却很低。水果中其他维生素如维生素B_1、维生素B_2及烟酸、胡萝卜素的量也大都低于绿色蔬菜，只与浅色蔬菜相似。其他矿物质如铁、钙含量也不如绿色蔬菜。

蔬菜中还有一些成分是水果中所没有的，如大蒜中的植物杀菌素对葡萄球菌、痢疾杆菌、大肠杆菌、伤寒杆菌、霉菌等致病菌都有较强的杀灭作用，再如芹菜中有芹菜素和烟酸，具有降低毛细血管通透性、抗坏血酸的作用；用鲜芹菜榨汁加白糖食用，对高血压有明显的防治作用等，这些均是水果所不及的。

因此，蔬菜和水果各有特点，不能相互替代。

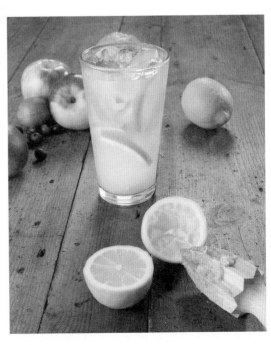

面对鲜榨水果、果汁、饮料果汁，我们应作何选择

制作鲜榨果汁时，在捣碎和压榨的过程中水果中的某些易氧化的维生素会被破坏掉，同时水果中的纤维素也会损坏，因而可以说鲜榨果汁的营养不如水果的丰富。

饮料果汁在加工制作的过程中，为了增加视觉及味觉的诱惑性，以及延长果汁的保质期，常会在果汁中加入一些添加物，如甜味剂、防腐剂、使果汁清亮的凝固剂、防止果汁变色的添加剂等，这不仅会影响到果汁的营养质量，对我们的健康也不利，尤其是在制作时还需要加热灭菌，从而加重水果营养成分的流失。

判别果汁的营养要遵循一看其纯度，二看其水果种类，三看果肉含量的方法。同一种水果的果汁，100%的营养价值就肯定比10%或者其他纯度的高。果汁的浓度越高，营养价值就越高；果汁混合的种类越多，营养就越全。

所以，从营养学角度讲，它们之间的营养含量排序为：新鲜水果＞鲜榨果汁＞饮料果汁。

鲜榨果汁里的泡沫最营养

鲜榨果汁的最上面会出现一层厚厚的小泡沫，许多人会认为这种泡沫不仅影响口感及美观，而将其过滤掉再喝。

殊不知，这层泡沫才是果汁中营养价值最高的部分。尤其是泡沫

Tips

▶ 萝卜全身都是宝

同一个萝卜，不同的部位，所含的营养成分也是不同的。

第一段：从萝卜的顶部开始到3～5厘米处，此段含维生素C最多，但由于质地较硬，可切成丝或条，采用快速烹调、爆炒的方法，也可以将其切丝后煮汤来喝，或者将其剁碎，做成包子或者饺子的馅料，同样味道极佳。

第二段：萝卜的中间部分，此段不仅富含维生素C，而且含糖量较多，质地较脆软，可切丁做成沙拉，或切丝用糖、醋拌凉菜，炒煮也很可口。

第三段：从萝卜的第二段到尾部的一段，这一段有较多的淀粉酶和芥籽油类物质，吃起来会有些辛辣味，但可帮助消化，增进食欲，建议用来做腌拌菜。

中含有很多的酶，不仅能够清理体内环境、抗炎抗菌、净化血液、增强免疫及细胞活性，从而增强人体抵抗疾病的能力，延缓人体衰老的速度，同时还能调节人体内环境平衡。因此，我们在喝鲜榨果汁时，最好连泡沫一起喝掉。

但是由于鲜榨果汁上面的泡沫非常敏感，时间稍长就会丧失活性，所以鲜榨果汁一定要现榨现喝，并且要尽快把泡沫喝掉，因为时间越短，能保留的活性就越强。而且泡沫中的酶对温度也很敏感，因此不建议大家将果汁加热再喝，如果实在受不了太凉的温度，可将果汁温一下，最好保持在36℃以下，这样就能让其营养停留在最佳状态。

怎样吃水果更健康

"早上的水果是金，中午到下午3点是银，3点到6点是铜，6点以后是铅。"早上起来吃水果可以尽快补充糖分，各种维生素也易被吸收。上午的水果有利消化通便，而且水果的酸甜可以让我们神清气爽，精力充沛。而睡前吃水果则不利消化，对肠胃虚弱的人来说更容易损害健康了。

对于是要饭前吃还是饭后吃，则要因人而异。

脾胃虚弱的人，最好饭后1小时吃，以免影响正常的摄入和消化吸收。

减肥者，在饭前1～2小时用水果"垫底"，可以更好地控制食量。

血糖偏高者，要选择含糖量相对较低、升高血糖速度较慢的水果，西瓜、苹果、梨、橘子、猕猴桃等含糖量较低，而香蕉、红枣、荔枝、菠萝、葡萄等含糖量较高。

但要注意有些水果是不能空腹吃的，也就说最好选择饭后吃，如香蕉、橘子、柿子、山楂、圣女果。

别浪费果皮营养

太阳是植物的能量之源，而最接近太阳的就是果皮。所以，在保证清洗干净的情况下，尽量多吃果皮吧！多个国家的学者研究证明，苹果对乳腺癌细胞、肝癌细胞和结肠癌细胞的生长具有显著的抑制作用，尤其是苹果皮的抗氧化物质及膳食纤维含量都高于果肉，抗氧化、抗癌和减肥等功效远远强于果肉。

经临床试验证明，柳橙绿色果皮中的类黄酮素，具有强力的抗氧化效果，可增强免疫力，对于预防癌症也有帮助。用橘皮加冰糖泡水，有开胃、化痰的功效。

用西瓜皮、荷叶白扁豆、冰糖熬至豆熟，能清热利尿、生津解渴，对口渴、烦躁、食欲不振、小便赤热者，尤为适宜。

另外，很多人吃橘子时都会把橘皮上的"白丝"剥掉。其实，这里面含有丰富的黄酮类物质，对身体大有裨益，而且苦中带甜的味道，感觉也不差，因此我们在吃橘子时应连"白丝"一起吃。

◎ 熬夜的人适合吃哪些水果

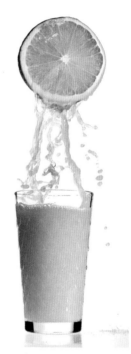

经常熬夜最容易疲劳、精神不振，人体的免疫力也会跟着下降，如果长期熬夜的话，还会慢慢地出现失眠、健忘、易怒、焦虑不安等神经、精神症状。那么，在我们不得已需要熬夜时，我们应做好自我养护，尤其要特别注意饮食和营养的摄入，熬夜当天的晚餐可多选择蔬菜、水果等清淡的食物，这对熬夜时的精神状况有帮助。以下是几种能让人更有精神和精力，而且有益于健康的水果。

苹果是对人体极有益处的水果，人们就常说"一天一个苹果，医生远离我"。苹果含有极丰富的果胶，可以促进排泄，防止动脉硬化。熬夜的人很容易出现内分泌失调而便秘或者肥胖，皮肤变差等，苹果中大量的维生素和苹果酸能使积存于体内的脂肪分解，有效防止体态肥胖，增加血色素，使皮肤恢复良好状态。

阳桃含有对人体健康有益的多种成分，如糖分、维生素A、维生素C以及各种纤维素、酸素。维生素A可调节视网膜感光物质——视紫质的合成，能提高熬夜工作者对昏暗光线的适应力，防止视觉疲劳。同时对于熬夜的女性来说，阳桃所含的其他的营养素对皮肤十分有益。

柠檬可以说是水果美白的典范，经常熬夜的人脸上容易长斑和痘痘，柠檬酸能去斑、防止色素沉着，内服外涂都很有效果。国外的美容专家称其为美容水果，常吃柠檬可帮助消化吸收，令皮肤光洁细腻。

橙子几乎已经成为维生素C的代名词了，维生素C可以避免皮肤受到日光的侵害以及电脑的辐射等等，抑制色素颗粒的形成，使皮肤白皙润泽。对于熬夜的朋友来说，由于休息不够，很容易导致便秘，而橙子中特有的纤维素和果胶物质，还有利于清肠通便，排除体内有害物质，确保身体健康，增强免疫力。

葡萄被誉为世界四大水果之首，葡萄中含有丰富的葡萄糖及多种维生素，对保护肝脏效果非常明显。葡萄营养价值极高，含有丰富的抗氧化成分，能延缓衰老，非常适合熬夜的人吃。

猕猴桃因其维生素C含量在水果中名列前茅，被誉为"维C之王"，因而被称为"美容圣品"。同时猕猴桃中还含有良好的可溶性膳食纤维，能够改善便秘，消除毒素所致的肥胖。另外，猕猴桃营养丰富，酸甜适度，清香爽口，还能补充体能，可谓是熬夜族的上乘之选。

如何选用奶饮品

根据包装选择鲜奶

牛奶按包装分主要有三种：软袋或屋脊形的纸盒装奶、枕袋奶和方盒装奶。

纸盒装的牛奶叫作消毒奶，也叫作杀菌奶，加热时间短、温度低，只杀死了活细菌，却没有杀死细菌的耐热芽孢，必须放在冷柜里，而且要很快喝掉，不能久放。消毒奶的营养损失最少，口感也最好，但不能久放，也不便携带，适合家庭日常饮用。

枕袋牛奶经过超高温处理，可以在室温下存放几十天。枕袋奶可以存放，便于携带，适合在家里没有消毒奶时用来"备荒"，适合用来制作各种食品，如蛋糕、面食、甜点等。

方盒装牛奶经过了高温高压灭菌，可以在室温下储存8个月。这种奶营养素损失最大，但蛋白质和钙仍然非常丰富，携带、饮用最方便，适合在外出的时候饮用。携孩子出门旅游时不妨给他备一点灭菌奶，路上随时插管饮用，比甜饮料和饼干之类营养价值高得多。

如何选购酸奶

酸奶也是奶制饮品的一种，其主要包装形式以纸盒包装和瓶装形式出现，其营养价值与牛奶大致相当，保健作用较牛奶更具优势。在选酸奶的时候，一样要好好看看包装上的说明。

首先应看营养成分，原味酸奶的蛋白质含量应当不低于2.5%，调味酸奶应当不低于2.3%，如果再少，就不能叫作酸奶了。有些酸奶加入了"嗜酸乳杆菌"或者"双歧杆菌"，对于调整肠胃功能、促进消化、减轻肠道感染等，都有很好的作用。

其次看出厂日期，酸奶可以在低温0～4℃的环境下储存2～3周，但2周后，有益的乳酸菌将会减少一个数量级，会降低到1/10，越新鲜的酸奶，保健作用越好。

如何选用乳酸饮料

乳酸饮料的营养素浓度是牛奶和酸奶的1/3，营养价值与牛奶和酸奶不可同日而语。有的乳酸饮料里添加了增稠剂，因此喝起来觉得稠，有的则添加了稀释剂，黏稠度较低，可以用吸管吸食，尤其是里面大多加入了香精和糖，口味更加受孩子的喜爱，但因其含糖量较高，多喝易致肥胖，因此父母不要用乳饮料代替牛奶来给孩子补充营养。

◎ 你会吃鸡蛋吗

鸡蛋是饮食中常见的食物，鸡蛋因为含有丰富的蛋白质、脂肪、氨基酸和其他微量元素，还含有人体几乎所有需要的营养物质，故被人们称作"理想的营养库"。鸡蛋虽好，但你会吃吗？很多人就因为盲目吃鸡蛋而导致体内血清胆固醇升高、营养过剩，并给肝脏与肾脏带来了沉重的负担。

你适合吃鸡蛋吗

患有高热、肾炎、肝胆疾病、冠心病、高脂血症的人群，一般不建议多食用，否则可能会加重病情。从事重体力劳动、消耗营养多的人，建议每天吃2～3个鸡蛋。少年和儿童，建议每天吃2～3个鸡蛋。孕妇、产妇、贫血、肺结核、溃疡病、急性肝炎、身体虚弱者以及大手术后恢复期病人，建议每天吃2～3个鸡蛋，但不宜再多。

如何吃鸡蛋

不同吃法对鸡蛋的营养吸收率有影响。因此，还要掌握鸡蛋的吃法。鸡蛋的吃法多种多样，就营养的吸收和消化率来讲，煮蛋为100%，炒蛋为97%，嫩炸为98%，老炸为81.1%，开水、牛奶冲蛋为92.5%，生吃为30%～50%。因此煮鸡蛋是最佳的吃法，但要注意细嚼慢咽，否则会影响消化和吸收。不过，对儿童来说，还是蒸蛋羹、做蛋花汤最适合，因为这两种做法能使蛋白质松解，极易被儿童消化吸收。

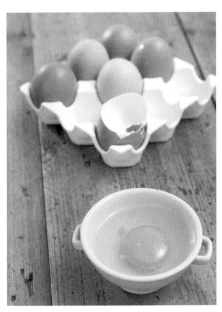

应该避免的吃鸡蛋误区

茶叶蛋应少吃，因为茶叶中含酸化物质，与鸡蛋中的铁元素结合，可对胃产生刺激作用，影响胃肠的消化功能。

有的人爱吃蛋白，有的人爱吃蛋黄，正确的吃法应该是吃整个鸡蛋，蛋白中的蛋白质含量较多，而其他营养成分则是蛋黄中含得更多。

有些人吃完鸡蛋后，习惯于立即饮茶，其实这种做法是不科学的，不但易造成便秘，还会影响蛋黄中铁的吸收。

吃生鸡蛋弊大于利

还有一些人错误地认为生鸡蛋似乎更有营养，其实这是一种错误的理解。鸡蛋在形成过程中会带菌，未熟的鸡蛋不能将细菌杀死，容易引起腹泻。因此鸡蛋要经高温加工后再吃，不要吃未熟的鸡蛋。生鸡蛋有特殊的腥味，会引起中枢神经抑制，使唾液、胃液和肠液等消化液的分泌减少，从而导致食欲不振、消化不良。

健康吃蛋，烹饪有讲究

鸡蛋的烹饪也有很大的学问，正确的烹饪方法能够让我们吃得更加健康，而且各种烹饪方法是有一定要求和窍门的。

鸡蛋羹是否能蒸得好，除放适量的水之外，主要决定于蛋液是否搅拌得好。搅拌时，应使空气均匀混入，且时间不能过长。记住不要在搅蛋的最初放入油盐，这样易使蛋胶质受到破坏，蒸出来的鸡蛋羹粗硬；若搅匀蛋液后再加入油盐，略搅几下就入蒸锅，出锅时的鸡蛋羹将会很松软可口。

摊鸡蛋时忌用大火，大火摊鸡蛋会损失大量营养。因为温度过高时，鸡蛋中的蛋白质会被破坏分解。尤其是颜色深、炸得焦脆的鸡蛋，营养损失就更厉害。但是火太小了也不行，时间相对长，水分丢失较多，摊出的鸡蛋发干，影响质感。因此，摊鸡蛋最好用中火。

煮鸡蛋重在掌握好时间，一般以8～10分钟为宜。若煮得太生，蛋白质没有松解，不易消化吸收。若煮得太老，蛋白质结构由松变得紧密，同样不易被消化吸收。

做蛋花汤要记住在汤沸之际加几滴醋，蛋汁入水即呈现漂亮的蛋花了。

聪明吃鱼头

鱼脑含有"脑黄金"

一般来说，整个鱼体中，鱼脑中含有较多的油脂，尤其是所含的鱼油中有大量高度不饱和脂肪酸，它的主要成分就是我们所说的"脑黄金"，这是一种我们人类必需的营养素，主要存在于大脑的磷脂中，可以起到维持、提高和改善大脑机能的作用。如果摄入不足，婴儿和青少年的大脑发育过程就会受阻。因此，就有了多吃鱼头能使人更加聪明的说法。

鱼头其他部位的营养素

鱼头的其他部位在营养上并没有什么特殊价值。很多人爱吃鱼眼，其实眼球并不好吃，好吃的还是眼球周围的部分，其中可能含有一些人体所需的微量元素，但迄今为止营养学界尚无定论。另外，鱼鳃下面的肉呈透明的胶状，里面富含胶原蛋白，能够对抗人体老化及修补身体细胞组织；而且所含水分充足，所以口感很好，成为人们喜爱食用的部位。

吃鱼头的注意事项

要对鱼头的来源有所了解，不吃环境受到严重污染地区的鱼头；不吃头大、身瘦、尾小等畸形鱼的鱼头；不吃眼睛浑浊、向外鼓起的鱼头；不吃变质鱼以及死了太久的鱼的头；在烹调或食用时若发现鱼头有火药味、煤油味、杏仁味以及农药味、类似氨水味等不正常的气味，一定不要食用；在烹制鱼头时，一定要将其煮熟、煮透方可食用，以确保健康。

◉ 鸡汤补身，吃肉还是喝汤

鸡汤好喝，是因为在炖鸡肉的过程中，脂肪、维生素和骨头中的钙比较容易溶解到汤中。脂溶性的香味物质是溶解在脂肪里的，随着脂肪一并进入汤里。但是，鸡肉中丰富的蛋白质，只有一小部分会溶到汤里（蛋白质溶进汤里的数量受盐浓度和煮汤时间影响很大，不过很难超过总量的10%）。也就是说，只喝汤不吃肉相当于扔掉了90%以上的蛋白质。

人们不愿吃鸡肉的一个原因还在于鸡肉在长时间的炖煮之中变得"干涩"，失去了"嫩滑"的感觉，要想让汤中的鸡肉变得好吃，最好在出锅之前再加盐调味，因为过早加盐，会增加汤的渗透压，导致鸡肉脱水，影响口感。

Tips

▶▶ 沙拉的健康价值

说起沙拉对健康的好处，就不得不提沙拉里的主材料——蔬果。它们是防癌、抗老化、增强免疫力、控制体重、养颜美容的好食物。就拿沙拉中最常用的莴笋来说，不仅含有丰富的β-胡萝卜素和膳食纤维，可以帮助预防多种癌症如乳癌、结肠癌，以及心脏病，而且还富含维生素K，它和钙、维生素D一样，可以强化骨骼。

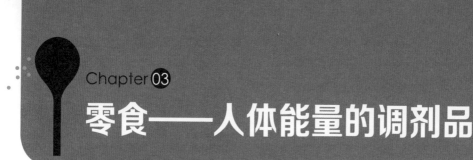

Chapter 03

零食——人体能量的调剂品

零食，合理安排有利健康

零食是指非正餐时间所吃的各种非主食食物。合理有度地吃零食既是一种生活享受，又可以提供一定的能量和营养，有些情况下还可以起到缓解紧张情绪的作用。因此，不能简单认为吃零食是一种不健康的行为。

合理选择零食

零食作为一日三餐之外的食物，可以补充摄入机体所需的能量和营养素。所以，零食提供的能量和营养是全天膳食营养摄入的一个组成部分，在评估能量和营养摄入时应计算在内，不可忽视。但是零食所提供的能量和营养素不如正餐全面、均衡，所以吃零食的量不宜过多。有些人特别注意控制正餐时的食物量和能量摄入，却常常忽视来自零食的能量，在聊天、看电视或听音乐时往往不停地吃零食，结果不知不觉中摄入了较多的能量。

选择零食应注意什么

根据自身情况选择。根据个人的身体情况及正餐的摄入情况选择适合自己的零食，如果三餐能量摄入不足，可选择富含能量的零食加以补充；对于需要控制能量摄入的人，含糖或含脂肪较多的食品属于限制选择的零食，应尽量少吃；如果三餐蔬菜、水果摄入不足，应选择蔬菜、水果作为零食。

选择营养价值高的零食。如水果、奶制品、坚果等，所提供的营养素可作为正餐之外的一种补充。

掌握吃零食的时间。可选择在两餐之间适当吃些零食，以不影响正餐食欲为宜。晚餐后2～3小时也可吃些零食，但睡前半小时不宜再进食。

吃零食的量不宜太多，否则会影响正餐的食欲和食量；在同类食物中宜选择能量较低的，以免摄入的能量过多。

认清"红黄绿"，选择健康零食

《中国居民膳食指南》提醒大家要合理选择零食。专家把零食分为三类。

"绿灯"零食是可经常适量食用的，为低脂、低盐、低糖类，如水果、无糖或低糖燕麦片、煮玉米、纯酸奶、瓜子、杏仁、松子、鲜榨果蔬汁等。

"黄灯"零食是可适当食用的零食，如黑巧克力、牛肉片、火腿肠、鱼片、蛋糕、月饼、怪味豆、豆干、海苔片、葡萄干、奶酪、琥珀核桃仁、地瓜干等。

"红灯"零食是要限制食用的零食，如油炸食品、街头不卫生的烟熏或腌制食品、膨化食品、巧克力派、方便面、奶油蛋糕、炼乳、炸薯片、可乐、雪糕、冰淇淋等。

不同人群，选择不同零食

儿童零食重丰富

儿童好动，营养需求很旺盛，低脂肪、低盐和低糖的食品应多吃。包括全麦面包、饼干和煮玉米等谷类零食；水煮蛋、豆浆及不加糖的鲜榨果蔬汁；花生、瓜子等坚果类零食；还有薯类零食。含有脂肪、糖或盐等的食品如蛋糕、面包等，每周最好不超过一次。山楂制品饭后适量进食可助消化。炸鸡块等高脂肪食品就应该限制食用，否则会增加患慢性疾病的风险。

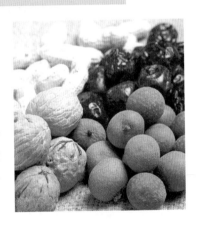

女性零食重品质

女性零食既要保证营养补充，又不能造成脂肪积累。第一次零食应在上午10点，可选择两小块巧克力或适量坚果。第二次零食应在下午3点，可选择水果或牛肉干。下午5点左右可喝一小杯酸奶，还可选择燕麦片等富含膳食纤维的食物保持饱腹感。生理期女性最好用富含糖类的食物来替代盐分高和含咖啡因的零食，比如全麦食品等。孕妇可选择红枣、板栗、花生等零食。

男性零食重补充

男性工作繁忙，需多补充高蛋白和健脑防疲劳的零食，如酸奶和水果等。

这里特别推荐葡萄干。它含有铁等多种矿物质和维生素，有益气补血之效。还有肉干和烤鱼片，能锻炼咀嚼能力，有助牙齿健康。各种坚果当然也不错，它们能保证血液流量，帮助保持大脑的兴奋状态。另外，种子食物一般都含有丰富的维生素以及矿物质和微量元素，有助于皮肤健康。

老人零食重平衡

老年人适当吃零食，对营养平衡很有好处。65岁以上的老人可在早餐后2~3小时吃适量的零食。健康零食可选择苹果、香蕉等新鲜水果。坚果类食品如花生、松子限制在10粒左右，核桃仁2个就足够了。睡前饮1小杯酸奶加2片饼干，可助入眠，还可达到补钙、预防胆结石的功效。

中年以后，应遵照"3+3"原则

即三顿正餐三顿加餐，加餐可吃些零食。对于肥胖或有糖尿病的人来说，含糖量较高的零食还是敬而远之为好。

◎ 吃零食的七大不宜

不宜吃夜食　零食可以吃，但必须讲求科学，当前许多人吃零食的方法不科学，晚饭后边看电视边吃零食，更有甚者上床以后还要吃零食。这样必然导致进食过量，体重超标。

不宜过多吃油炸食品　不少小食品都是油炸食品，如炸薯片、炸薯条、炸鸡腿、炸羊肉串以及干脆面等。油炸食品对食物中的维生素破坏较多，不宜吃得太多。

不宜多食高糖食品　所谓高糖食品包括加入太多蔗糖的甜食和糖果，不宜多吃。也有以淀粉为主要成分的食品，如膨化食品和饼干、面包，这类食品用一种叫木糖醇的东西代替了糖的甜味，父母可给孩子选择这类食品，既安全也能满足宝贝的口感。

不宜过多喝饮料　目前市场上销售的饮料绝大多数含糖均较高，

如各种果汁饮料、碳酸饮料、茶饮料。同时这些饮料还包含可能会对人体健康不利的色素、香精和防腐剂。饮料摄入量太多，会导致肥胖，影响食欲，可能出现脾气暴躁及贫血等症状，称为"果汁饮料综合征"。

不宜过多食用冷饮　天气炎热时，吃冷饮有助于体热消散，对防暑降温大有裨益。但是，当前许多人却吃冷饮成癖，冰棍、冰淇淋可以一连吃几支，每天喝几瓶冰冻饮料也屡见不鲜。大量食用冷饮，会使胃肠道温度骤降，局部血液循环减缓，容易引起消化功能紊乱，同时还会诱发经常性的轻微腹痛。冷饮虽然也含有一些营养物质，但并不全面，不符合平衡膳食要求，长期嗜食冷饮必然影响正常营养的摄入，从而影响身体健康。

不宜以洋快餐充当零食　麦当劳、肯德基等洋快餐食品脂肪含量太高，且营养不均衡（缺乏蔬菜、水果），长期吃对健康不利，尤其对孩子的健康发育影响十分巨大。一星期或一个月去一次即可，不可天天吃。

不宜购买附带玩具的小食品　近年来，不少厂家为了吸引儿童购买小食品，在包装袋内附带游戏卡或各种小饰品、小玩具。这些附带物没有经过消毒，不符合食品卫生要求，极易传染疾病。另外，这些玩具存在极大的安全隐患，容易误吸误食。

◎零食族，怎样吃不变胖

由于各种坚果脂肪酸比例不同，可用多种坚果混合，再加入红莓（又称蔓越橘）干及葡萄干等干果，自行制作果仁拼盘。每天以大半碗为限。另外，椰枣夹杏仁、红莓配葵花籽也是不错的搭配。

虽然烤薯片和炸薯片都是薯片，但一炸一烤，脂肪相差5倍。每安士（约28克，10～15块）烤薯片含约2克脂肪，但炸的则有10多克。

普通杯面热量约有1254千焦，杯装韩式粉丝不足836千焦，选后者较佳。收起油包，只放少许调味料，那么热量及盐分便更低，食用更健康。

米饼有脆脆的口感，可以单吃，而同类的燕麦方脆可配奶或乳酪，爱吃薯片的人不妨考虑用米饼代替薯片。

苏打水无色无味无热量，但却有汽水的口感，适合与果汁一起调制低热量饮品。例如用现成的蜜桃汁搭配新鲜的各种果粒加苏打水制成苏打果汁。想喝一点点酒的人，也可以用少量红酒代替果汁。

啤酒热量高，一罐约等于大半碗白饭，建议选择低度啤酒（light beer），每罐热量大约418千焦，是一般啤酒的2/3，虽然不低，但比较起来还算可接受。男性每日限2罐，女性限1罐。

◎营养丰富的十大健康零食

葵花籽

推荐理由：葵花籽含有蛋白质、脂肪、多种维生素和矿物质，其中亚油酸的含量尤为丰富。亚油酸有助于保持皮肤细嫩，防止皮肤干燥和生成色斑。

最佳食用方法：生瓜子的营养成分要远远高于熟瓜子，而且食用生瓜子不会出现上火等症状。经过炒熟后，瓜子的很大一部分营养成分被破坏了，而且在炒的过程中添加的盐、五香粉等物质会留在瓜子的表面，食用时会不可避免地被吃到肚子里去。所以应该少吃熟瓜子，尽量吃一些生瓜子或半生不熟的瓜子。由于瓜子中的油分含量达到了50%，所以不建议多吃，吃多了瓜子容易导致肥胖等问题，专家推荐每天食用瓜子最好不要超过25克。

选购、保存技巧：在购买瓜子的时候，应挑选粒仁丰满、板正平直、片粒大而匀称、色泽光亮、干燥者。还要注意鉴别优劣，劣质的产品往往表面颜色模糊不清，特别是加了滑石粉的瓜子，表面还有白色的结晶，因此它们会有比较滑的感觉。瓜子中的油脂易氧化变质，所以瓜子打开包装后应尽快食用，一次吃不完的需将开口密封，存放在阴凉干燥处。

花生

推荐理由：花生中富含的维生素B_2，正是中国居民日常膳食中较为缺乏的维生素之一。因此有意多吃些花生，不仅能补充日常膳食中维生素B_2之不足，而且有助于防治唇裂、眼睛发红发痒、脂溢性皮炎等多种疾病。

最佳食用方法：花生的最佳吃法是煮着吃。这样既不会使营养成分受到破坏，又具有不温不火、口感潮润、入口好烂、易于消化的特点，老少皆宜。

选购、保存技巧：花生仁种类很多，形状各异，但无论何种花生，粒大饱满、有光泽、均匀、花生衣呈深桃红色者为上品，花生仁干瘪不匀，表面起皱纹，湿润无光者属次品。若花生仁黄而带褐色，闻着有股哈喇味，说明花生仁霉变。发霉变质的花生含黄曲霉素，其致癌性极强，坚决不能食用。把生花生仁放在容器里晒2～3天，然后凉凉，用塑料食品袋装好，封口扎紧放冰箱内冷藏，可保存1～2年，随吃随取随加工，不会坏掉。

核桃

推荐理由：核桃含有丰富的B族维生素和维生素E，可防止细胞老化，有健脑、增强记忆力及延缓衰老的保健作用。

最佳食用方法：吃核桃时，如果将核桃仁用清水漂洗几次，去掉浮尘及不洁物，然后放入水中加食盐煮沸后晾干，然后用微波炉烘烤，会变得松脆可口。每天吃几个，细嚼慢咽，会比生吃更有利于人体吸收。核桃含有较多脂肪，如果一次吃得太多，会影响消化。核桃仁表面的褐色薄皮不要剥掉，否则会损失掉一部分营养。

选购、保存技巧：购买核桃仁时应观察核桃肉的颜色，通常新鲜的核桃肉颜色呈淡黄色或浅琥珀色，颜色越深，说明桃核越陈。消费者也可通过闻味的方法来判别产品是否新鲜可食，如产品有油蚝味，说明已经酸败变质，不能食用。保存新核桃时应将核桃清理干净（包括核桃的缝隙），再上一点纯橄榄油（对核桃的颜色没有任何影响），装入塑料密封袋，放于阴凉处保存。

松子

推荐理由：松子富含蛋白质、脂肪、不饱和脂肪酸、糖类、挥发油等多种成分，维生素E的含量很高，且磷和锰含量丰富，是学生和脑力劳动者的健脑佳品。经常食用松子有助于强身健体、提高机体抗病能力、增进性欲，而且可以使皮肤细腻柔润，延缓衰老。

最佳食用方法：松子以炒食、煮食为主，不论老幼，皆可食用。

选购、保存技巧：鉴别开口松子时注意，表面上看颗粒均匀，开口不均匀，吃起来有清香味的为优质品；表面颗粒不均匀，开口均匀，而且长，吃起来发涩，有异味的为劣质品。尽量避免选购那些口感较重的松子，因为个别企业为了掩盖原料不好而加重口味让消费者吃不出来。另外，买回来的散装松子应尽快放入密封容器，不要长时间暴露在空气中，避免油脂氧化带来平时所说的哈喇味，有哈喇味就表明油脂已经变质了，对健康不利。

杏仁

推荐理由：杏仁含有丰富的蛋白质、脂肪及多种维生素。苦杏仁能止咳平喘、润肠通便，可治疗肺病、咳嗽等疾病。甜杏仁和日常吃的干果大杏仁偏于滋润，有一定的补肺作用。杏仁还有一定的美容功效，能促进皮肤微循环，使皮肤红润光滑。

最佳食用方法：杏仁可炒制成干果食用，也可用于糕点的配料，还可制成饮料饮用。食用杏仁时要在水中浸泡，换水数次后榨汁或加工食用，安全又有益健康。

选购、保存技巧：用指甲按压杏仁，坚硬者为佳；若指甲能轻易按入杏仁里，表示已受潮，不新鲜。杏仁需冷藏、密封保存。如果杏仁受潮，可将杏仁切碎后，放入烤箱烤干或入锅干煎后食用。也可以放入果汁机打成粉，因杏仁会释放油脂，可制成果酱。不过，打成粉的杏仁久放后易油水分离，建议现吃现打。

酸奶

推荐理由：酸奶不但具有新鲜牛奶的全部营养成分，而且有调整肠道微生态环境的作用。酸奶中的乳酸不但能使肠道里的弱碱性物质转变成弱酸性，而且还能产生抗菌物质，对人体具有保健作用。酸牛奶能补充肠道内的双歧杆菌，有效地延缓衰老、抵抗疾病。

最佳食用方法：空腹不宜喝酸奶，空腹饮用酸奶，乳酸菌易被杀死，保健作用减弱；而饭后两小时内饮用酸奶，乳酸菌则不宜被杀死。酸奶不能加热饮用，夏季饮用宜现买现喝。

选购、保存技巧：目前市场上，有很多种由牛奶或奶粉、糖、乳酸、柠檬酸、苹果酸、香料和防腐剂等加工配制而成的"乳酸奶"，其不具备任何酸牛奶的保健作用，购买时要仔细识别。由于需要保持乳酸菌的活性，酸奶要保存在低温环境里，一般在2~8℃左右，保存时间通常可达1个月。打开了的酸奶要尽快喝完，这样才能保持它的品质较好。

鲜榨蔬果汁

推荐理由：新鲜蔬果汁含有大量的维生素和纤维素，能够促进胃肠蠕动，帮助消化和吸收营养物质。

最佳食用方法：新鲜蔬果汁含有丰富的维生素，若放置时间过久会因光线及温度破坏维生素效力，营养价值变低。因此要现喝现榨，才能发挥最大效用，要在20分钟内喝完。此外，早上或饭后两小时后喝蔬果汁最好，尤其是早上喝最为理想。

选购、保存技巧：现榨蔬果汁的材料，以选择新鲜当令蔬果最好。冷冻蔬果由于放置时间久，维生素的含量逐渐减少，对身体的益处也相对减少。蔬果汁中可适当挤点柠檬汁，柠檬汁的最大作用在于阻止蔬果汁被空气氧化变色，也能调节蔬果汁的味道。最好在蔬果汁榨好后加入。

口香糖

推荐理由：经常嚼口香糖可以增加唾液分泌，从而更好地清洁口腔与牙齿，减少牙菌斑点的形成。并且在反复进行咬合动作时，颌骨、咬肌和牙齿都可以得到充分锻炼，对于牙周健康十分有益。

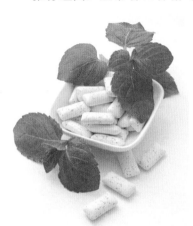

最佳食用方法：口香糖的咀嚼时间不宜过长，一般不要超过15分钟，否则会有相反的效果。尤其在空腹的时候不要食用，因为长期下去会让胃液分泌过多，引起胃病等问题。

选购、保存技巧：尽量选择无糖或木糖醇口香糖。木糖醇不能被致龋菌利用，不能提供细菌赖以生存的营养，同时木糖醇对早期龋齿还有帮助，能够起到自然修复的作用，因而能预防龋齿发生。口香糖中木糖醇的含量越高，防龋效果越好。坚持咀嚼木糖醇含量占糖分50%以上的口香糖，能使龋齿的发病率减少85%。

芝麻

推荐理由：芝麻是一种高蛋白作物，营养丰富。其蛋白质含量高，芝麻中含有人体必需的氨基酸，含有丰富的脂肪、卵磷脂、维生素A、B族维生素、维生素E、维生素K及锌、钙、磷、铁等矿物质，经常吃芝麻类食品，能起到滋补益寿的作用。

最佳食用方法：芝麻连皮一起吃不容易消化，压碎后不仅有股迷人的香气，更有助于人体吸收。把磨碎的芝麻粉和蜂蜜一起搅拌，涂在面包上或放入沙拉酱，就能吸收到芝麻百分之百的营养。

燕麦片

推荐理由：燕麦是一种营养丰富的食物。它的蛋白质含量很高，是普通小麦粉的两倍。在它所含有的脂肪中，80%都是不饱和脂肪酸（好的脂肪），亚油酸的含量也非常高，能够起到降血压、降胆固

Tips

▶▶ **小心！鱼干、肉干吃多了也会发胖**

很多爱吃零食又发胖的女性喜欢用鱼干和肉干作为零食，认为鱼干、肉干中的脂肪含量会比鲜肉低，多吃也不用担心。这其实是大错特错的。虽然鱼干和肉干是经过干燥而成的食品，水分含量低，而其中的营养物质得到浓缩，是补充蛋白质的好食品。但同时它们也是一种高热量的食物，大量食用和吃肉没什么分别，而且除了对减肥不利之外，它们所含的蛋白质一旦超过了人体的吸收能力，会增加消化系统负担，影响健康。

醇、减少患心脏病的概率等作用。燕麦中的磷、铁、钙等矿物质的含量，在谷类中也较高。维生素E的含量则远远高于大米、小麦；可溶性纤维素含量达到了6%，约为精米、精面的6~7倍。另外，燕麦中还有其他谷物所缺乏的皂苷。这些营养物质使它具有通便、防肠癌、改善睡眠的功能。营养学实验还证明，吃燕麦片可以调节血糖。用燕麦片代替其他主食，对控制餐后血糖急剧上升有一定功效。此外，燕麦片中的β葡聚糖，能帮助预防心血管疾病。

最佳食用方法：专家认为，燕麦片煮比冲更有营养。可先用水煮熟纯燕麦片后，再加入牛奶，既改善口味，又补充了蛋白质。

选购、保存技巧：纯燕麦片是燕麦粒轧制而成，呈扁平状，直径约相当于黄豆粒，形状完整。品尝起来口感味道清淡、不甜，很黏稠，甚至有点刺口。包装上没有配料表，不含其他谷物，奶精、麦芽糊精、香精等甜味剂。尽量选择蛋白质含量高的，一般应大于7%或8%，最好是放在可以干燥的袋子或者罐子里密封保存。

🍩 不可多吃的九大无益零食

烧烤

慎食理由：肉的营养价值虽高，但经过烧烤营养成分会大量流失。炭烤肉需要上百摄氏度的高温加热，这时肉中的氨基酸、维生素都会遭到严重破坏。另外，由于肉直接在炭上烤，被分解的脂肪滴在炭火上，燃烧的烟气再与肉里的蛋白质结合，就会产生一种叫苯并芘的致癌物，它会在人体内长期积聚，对肠胃、肝脏造成损伤，容易导致胃癌、肝癌及胰腺肿瘤。

健康食用原则：烧烤最好少吃，如果可以在家烤，不妨先用微波炉调理成半成品，以缩短烧烤时间。也可先用锡箔纸包裹，再放在炭火上，避免肉直接与炭火接触。在外面吃烧烤，建议淋上点柠檬汁，它富含维生素C、柠檬酸、苹果酸以及奎宁酸等有机酸，能抑制致癌物对身体的侵害，还能抑制促进癌细胞生长的各种酶的活性。而且，把柠檬汁淋在肉上，还能使烤出的肉更鲜嫩。还要提醒的是，烧烤时要多吃菜和水果，不但降低热量，还补充维生素。

香肠、腊肉

慎食理由： 香肠、腊肉在腌制过程中会用到亚硝酸盐，亚硝酸盐在胃中可能形成亚硝胺与食物中的蛋白质分解物相结合。亚硝胺是一种致癌物质，因此常吃香肠等腌制食品有致癌危险。

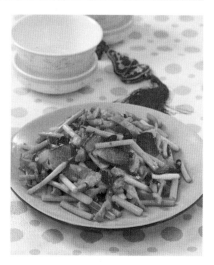

健康食用原则： 含有亚硝酸盐的香肠、腊肉，如果再煎、炸或烤，会产生更多的亚硝胺。水煮加热是最好的方法，可让一部分亚硝酸盐溶解到水里。另外，腌腊食品最好不与鱿鱼、虾米等含胺类食品同吃。吃香肠配大蒜或用蒜苗炒腊肉，能抑制亚硝酸盐转变为亚硝胺。在吃腌腊制品时，可喝些绿茶，能抑制腌腊制品中的亚硝酸盐转变为致癌物质。

可乐

慎食理由： 可乐的成分主要是糖浆和二氧化碳，对身体没有营养。常喝可乐除了会引发肥胖，还有可能导致龋齿、骨质疏松、心脏病等。

健康食用原则： 尽量少喝碳酸饮料，尤其是儿童、妇女以及老人，最好不喝。如果选择喝可乐，可以喝少量健怡可乐或零度可乐，或者喝的时候加冰块，可以使甜度变淡。

薯片

慎食理由： 薯片的营养价值较低，还含有大量脂肪和能量，多吃破坏食欲，容易导致肥胖。薯片还是身体健康的大敌。引起此危害的原因是薯片含盐分较高，人们会不知不觉中吃下大量盐分，导致血压增高。

健康食用原则： 用微波炉自制薯片，将土豆去皮，切薄片，放入托盘中，撒上细盐，放入微波炉里加热就可以了，和买来的薯片味道不相上下，而且含油量很少。

膨化食品

慎食理由： 膨化食品营养是不全面的，它具有三个高的特点：高糖、高热量、高味精含量。有些油炸膨化食品还高脂肪，吃得过多会破坏营养均衡。而且膨化食品容易造成饱胀感，影响正常进餐，会妨碍身体对营养物质的吸收。

健康食用原则： 不要大量进食膨化食品，尤其不要选择油炸膨化食品。另外不宜在饭前、睡前进食膨化食品。

冰棍、雪糕

慎食理由： 气温高，冰凉食品大受欢迎，适量食用冷食可以消暑降温，但如果一味贪图冰凉感觉，就会对人的身体健康造成危害。过量地食入冰棍、雪糕可损伤胃黏膜，又可使胃黏膜血管收缩，胃液分泌减少，时间久了还会得胃病。尤其对于患有急慢性胃肠道疾病者，更应少吃或不吃。另外，冰棍、雪糕中往往含有大量防腐剂、香精、色素等，对身体不利。

健康食用原则： 冷饮不可大量食用。尤其不宜在饭前或饭后吃冷饮，饭前吃会影响正常进食，使身体得不到充足的营养；饭后吃则会冲淡胃酸，从而导致胃肠疾病。

方便面

慎食理由： 方便面属于高盐、高脂、低维生素、低矿物质一类食物。一方面，因盐分含量高增加了肾负荷，会升高血压；另一方面，含有一定的人造脂肪（反式脂肪酸），对心血管有相当大的负面影响。加之含有防腐剂和香精，可能影响肝脏等器官的健康。

健康食用原则： 有关专家建议最好少吃方便面。为了防止和降低方便面对人体的危害，吃方便面时，将泡方便面的汤倒掉，再对上开水或熬制的鸡汤，以减少其中的盐分及其他有害物质。另外，吃方便面时可加些含维生素丰富的蔬菜，减少添加剂对人体的危害。

果冻

慎食理由： 目前市场上销售的果冻，绝大多数并不是用水果制成的，而是采用海藻酸钠、琼脂、明胶、卡拉胶等增稠剂，加入少量人工合成的香精、人工着色剂、甜味剂、酸味剂等配制而成。吃果冻不

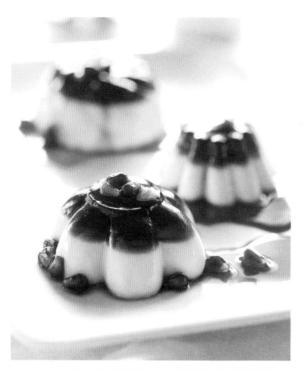

仅不能补充营养，甚至会妨碍某些营养素的吸收。其中的海藻酸钠、琼脂等虽属膳食纤维类，但吃得过多会影响脂肪、蛋白质的吸收，尤其是会使铁、锌等矿物质结合成可溶性或不可溶性混合物，从而影响机体对这些微量元素的吸收和利用。另外，果冻中的甜味来自精制糖，而香味则来自人工香精，还添加了色素等，对健康没好处。

健康食用原则：小孩子不要多吃，尤其注意不要一口吞食。挑果冻时一定要看包装是否结实，有无漏气漏水。

奶油蛋糕

慎食理由：蛋糕上用的植物黄油是一种人造奶油，其中含有反式脂肪酸。常吃会增加血液中低密度脂蛋白（坏蛋白）胆固醇的含量，同时会减少可预防心脏病的高密度脂蛋白（好蛋白）胆固醇的含量，增加患冠心病的危险；增加血液黏稠度促使血栓形成，加快动脉粥样硬化，增加糖尿病及乳腺癌的发病率；影响胎儿、婴幼儿和青少年的生长发育，并对中枢神经系统的发育造成不良影响，抑制前列腺素的合成；诱发肿瘤、哮喘、过敏等疾病。为了增加蛋糕外观的吸引力，蛋糕中常会存在色素超标、乳化剂超标的现象，对健康都是有害的。

健康食用原则：最安全的办法就是将奶油蛋糕限定于"生日餐桌"，平时以少吃和不吃为佳。另外选择蛋糕时，可以选择奶油少的蛋糕、慕斯蛋糕、水果蛋糕都是不错的选择。如果对价格不敏感也可选择天然奶油制作的蛋糕。

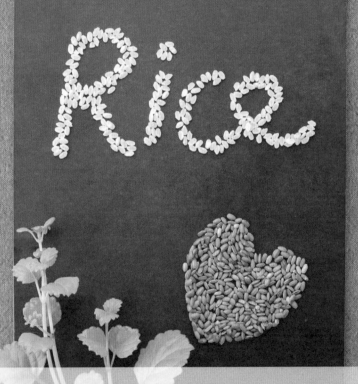

| Part 04 |

民以食为天，
食以"安"为先

Chapter 01
帮你客观认识"营养保健品"

了解欧米伽膳食

欧米伽膳食是近年来备受推崇的健康膳食之一,其实这种膳食已经有着很长的历史了。欧米伽膳食以希腊克里特岛的传统膳食为基础。这种传统膳食已经存在了6000年以上。据统计,心脑血管病的死亡人数,每10万人当中,有48人是希腊人,466人是美国人。也就是说,希腊人的心脑血管疾病发生率比美国低九成。虽然克里特膳食中脂肪含量高达40%,比日本膳食中的脂肪含量高出3倍,但克里特人患各种疾病的总死亡率只是日本人的一半。这使得医学家开始注意克里特人的饮食结构。研究发现,克里特人的膳食中虽然脂肪含量高,但却含有高比例的单不饱和脂肪酸。根据此结果,美国营养专家阿尔特米斯·西莫普勒斯编写了《欧米伽膳食-长寿健康的营养计划》的著作。这是关于如何通过合理摄入脂肪,以防治慢性疾病的食疗方法。"欧米伽膳食"简单说就是大量摄入富含单不饱和脂肪酸和Ω-3脂肪酸的食物,替代和降低饱和脂肪酸及Ω-6脂肪酸的含量比例。

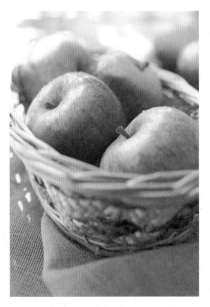

以下是欧米伽膳食的7项膳食原则:

1.食用富含Ω-3脂肪酸的食物,如多脂鱼(鲑鱼、金枪鱼、鳟鱼、鲱鱼、鲭鱼)、核桃、加拿大油菜籽、亚麻籽及绿叶蔬菜。如果你愿意的话,可以服用胶囊。

2.把野茶油和橄榄油这类富含单不饱和脂肪酸的油类当作主要脂肪来源。

3.每天吃7份以上的水果和蔬菜。

4.多吃植物蛋白,多吃豌豆、大豆和坚果。

5.避免食用饱和脂肪。如果你吃肉的话,请吃瘦肉,不要吃肥肉;如果食用奶制品,请尽量用低脂产品代替高脂产品。

6.避免食用诸如玉米油、红花籽油、花生油、菜籽油、葵花籽油、大豆油及棉籽油之类的富含Ω-6脂肪酸的油类。

7.尽量少吃人造黄油、植物油制的起酥油、现成的酥皮点心、热油煎炸食品、大多数快餐、套餐及方便食品，以减少反式脂肪酸的摄入。

◎ 理性对待转基因食品

所谓的转基因食品是利用现代分子生物技术，将某些生物的基因转移到其他物种中去，改造生物的遗传物质，使其在形状、营养品质、消费品质等方面向人们所需要的目标转变。以转基因生物为直接食品或为原料加工生产的食品就是"转基因食品"。

转基因食品对农业及人体有其有益的一面。比如，抗虫的转基因玉米不会被虫咬，就会减少玉米身上的伤口，一些有害的微生物就不能去侵犯它，这就减少了微生物侵害的概率，保障了我们的健康。和非转基因食品相比，有一些转基因食品，尤其是未来一些转基因食品，增加了一些我们所需要的营养素，这些营养素很多是身体不能自身合成的，且对身体大有好处；在抗虫或者抗病的转基因作物栽培和种植的时候，可以少用农药，甚至不用农药，这在很大程度上减少了农药残留。

虽然转基因食品的好处很多，但它另一方面的潜在风险和弊端也令世人关注。首先是毒性问题，对于基因的人工提炼和添加，可能在达到某些人想达到的效果的同时，也增加和积聚了食物中原有的微量毒素；其次是过敏反应问题，一些对于一种食物过敏的人有时还会对一种以前他们不过敏的食物产生过敏；再次是对抗生素的抵抗作用，当科学家把一个外来基因加入到植物或细菌中去，这个基因会与别的基因连接在一起；人们在服用了这种改良食物后，食物会在人体内将

▶▶ 不要掉入脱脂食品的陷阱

脱脂食品的确能够减少脂肪的摄入，降低体内的胆固醇含量，防止动脉硬化，但如果过分"迷信"脱脂食品就会陷入健康误区，因为脱脂并不代表真正的健康。脱掉脂肪的食物不意味着就没有能量，高糖食物虽不含脂肪，但能量并不低。另外，很多脱脂食品也把食品中的营养给脱掉了，会大大降低食品的营养价值。

健康关照

抗药性基因传给致病的细菌，从而影响身体健康；最后是营养问题，科学家们认为外来基因会以一种人们目前还不甚了解的方式破坏食物中的营养成分，从而影响我们人体的营养吸收。

基于目前对转基因食品的安全性存在争议，消费者应有明确的知情权，转基因食品应该有特殊的标签识别。所以我们在选购食物的时候，要非常注意食品标志上是否显示是转基因食品。

你了解营养强化食品吗

所谓的营养强化食品，就是在保持食品原有营养成分的基础上，或者为了补充食品中所缺乏的营养素，向食品中添加一定量的食品营养强化剂，以提高其营养价值。目前由国家发改委和卫生部等多个部门共同组成的国家公众营养改善项目办公室，向国民推出了六个营养强化食品项目：加碘盐、加铁酱油、维生素A强化油、营养强化面粉、营养强化大米。

食用强化食品不会导致人体的营养过剩，食品中添加的营养素是按照国家推荐的每人每天摄入量的25%～30%来确定的，这是绝对安全的量。也许有人会说天然食品中就含有人体所需的大量营养素，可是在食品的加工过程中营养的损失量也很大，如果不强化，是根本达不到人体每日需要的正常量的。

如何鉴别绿色食品

绿色食品是指遵循可持续发展原则，按照特定的生产方式生产，经专门机构认定，许可使用绿色食品标志，无污染的安全、优质、营养类食品。"按照特定生产方式生产"是指在生产、加工过程中按照绿色食品的标准，禁用或限制使用化学合成的农药、肥料、添加剂等生产资料及其他可能对人体健康和生态环境产生危害的物质，并实施"从土地到餐桌"全程质量控制，这是绿色食品工作运行方式中的重要部分，同时也是绿色食品质量标准的核心；"经专门机构认定，许可使用绿色食品标志"是指绿色食品标志是中国绿色食品发展中心在国家工商行政管理总局商标局注册的证明商标，受《中华人民共和国商标法》保护，中国绿色食品发展中心作为商标注册人享有专用权，包括独占权、转

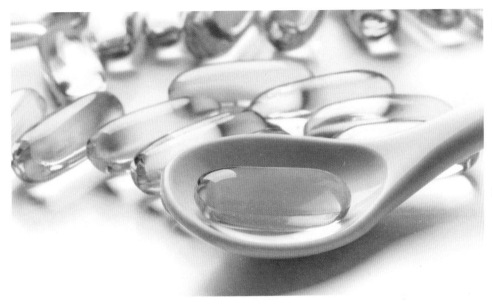

让权、许可权和继承权。未经注册人许可，任何单位和个人不得使用；"安全、优质、营养"体现的是绿色食品的质量特性。绿色食品分为A级和AA级，AA级绿色食品与有机食品遵守相同的原则和标准。

绿色食品是经专门机构批准，许可使用绿色食品标志的无污染优质食品，在生产过程中限量使用化肥、农药。而"纯天然食品"是指在自然环境下生长的食品，并没有一个控制的标准。由于绿色食品的安全性和高品质，往往会遭遇假冒的绿色产品的干扰，那么怎样才能购买到真正的绿色食品呢？这可以通过以下方法来鉴别绿色食品：

1.看级标。中国将绿色食品定为A级和AA级两个标准，除了这两个级别标志外，其他均为冒牌货。

2.看标志。绿色食品的标袋上印有"经中国绿色食品发展中心许可使用绿色食品标志"字样。

3.看标志的字体颜色。A级绿色食品字体白色，底色绿色，编号以单数结尾；AA级绿色食品字体绿色，底色白色，编号以双数结尾。

4.看防伪标志。绿色食品都有防伪标志，在荧光下能显现该产品的标准文号和绿色食品发展中心负责人的签名。

5.看生产标签。可查看食品名称、厂名、批号、生产日期、保质期等，除了确认标志自身是否在有效期内，还可以进入绿色食品网查询标志的真伪。

◎ 吃酵素有助体内环保吗

"酵素"也叫"酶"，它是人或动物体内产生的一种特殊的蛋白质，有很多重要的生理功能。人体内的各种化学变化都要借酵素的催化才能启动或加速，当吃进去的各种蛋白质，不管是来自普通食物，如肉类、蛋类、乳类、豆类、谷类，还是来自特制的酵素食品，凡是蛋白质都要经过这个消化过程才能被人体吸收。一旦进入体内，身体对待氨基酸一视同仁，绝不会问氨基酸的来源。所以，酵素食品中的酵素（蛋白质）的命运和普通食物中的蛋白质没有两样。

但对于在肠道起作用的消化酶则例外。因为种种原因而发生消化酶（酵素）缺乏的病人，可以口服所缺乏的消化酵素，帮助消化。如有些人的体质不能消化乳糖，因为身体停止了制造消化乳糖的酵素，吃了乳类食品会有泻肚的毛病，这些人如果要食用乳类，又不愿忍受消化不良的痛苦，就可以食用含有消化乳糖酵素的乳类食品。或者，在食用乳类食品前，吞下一剂乳糖消化酵素，以补不足。

由此可见，除了消化酶（酵素）外，其他酵素口服是没有作用的，所以不需要食用酵素食品，平时注意均衡饮食就可以了。

◎ 蛋白质粉到底该不该吃

蛋白质是组成人体的基本成分，人体内所有的代谢活动都离不开蛋白质。《中国居民膳食营养素参考摄入量》中推荐成人每人每天蛋白质的摄入量为65～90克，或者按总能量的12%～15%即可满足代谢需要。此外，蛋白质摄入量因年龄、体重及劳动强度不同而存在一定的差异。生长发育期的儿童和青少年、怀孕期或哺乳期的妇女，蛋白质的需要量高一些。

对于有需要的特殊人群，除了通过食物补充必需氨基酸外，可以适当选择蛋白质粉作为蛋白质的补充，但一定要注意蛋白质粉的用量。一个人如果食入过多的蛋白质，不但会使人肥胖，还会增加肝、肾负担，对人体产生不利影响。事实上，蛋白质只要能维持人体代谢的需要即可。

需要特别注意的是，一些人群不宜补充蛋白质粉。如肾病患者就要严格限制蛋白质的摄入量，肝病患者和新生婴儿也都不宜食用蛋白质粉。

但是对于健康人而言，只要坚持正常饮食，蛋白质缺乏这种情况一般不会发生。奶类、蛋类、肉类、大豆中含必需氨基酸种类齐全、数量充足、比例适当。因此，我们只要坚持食物丰富多样，就完全能满足人体对蛋白质的需要，没有必要再额外补充蛋白质粉。

◎ 当中国宝宝遇到进口食品怎么办

妈妈们为了宝宝的营养可谓费尽心思，有些妈妈还特意为宝宝购买很多进口食品，比如进口配方奶、进口辅食等。那么，进口食品就比国产的食品好吗？进口食品是否就适合中国宝宝呢？

事实上，自然环境、人种以及饮食习惯的差别决定了不同国家或地区的人对营养的需要有所不同。另外，不同人种的骨骼构造、肌肉含量、脂肪含量以及身体对各种微量元素的需求等也都不同。进口婴儿食品是根据当地婴儿营养需要生产的，中国的婴儿食品是根据对中国婴儿营养需求制造的，所以在营养成分上会略有不同。

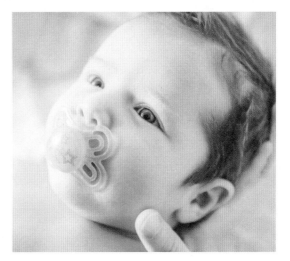

因此，在选择进口婴儿食品时要取其长处，避其短处。比如可以选择在中国生产的进口婴儿食品。在为宝宝选择纯进口婴儿食品时可以将以下三个原则结合作为参考标准。

人种选择原则：不同人种的宝宝受基因影响，生长发育情况会有一些区别，所以身体对营养的需要也会有区别。在选择纯进口食品时可以侧重在和自己宝宝人种相同的国家，比如对中国宝宝来说，日本的婴儿食品可能在营养需要上更相近。

地域选择原则：如上所说，宝宝生活所在地的婴儿食品最为适合。

饮食习惯选择原则：如果宝宝的饮食习惯一直很西方化，那纯进口的婴儿食品可能比较适合。

◎昂贵保养品远不如吃对日常食品

对于忙碌的现代人来说，吃保养品不需要花太多时间，也不用繁复的程序，比较方便。但是也有人持怀疑的态度，比如保养品是否有临床报告支持，长期使用有无不良反应，产品与研究报告所用的成分是否相同，它们与我们正在服用的药品有无交叉作用。

在食用保养品时也需要注意两件事：吃的保养品是否能够抵抗胃酸的消化，在经过胃酸的破坏之后，对人体有帮助的有效成分还剩多少，这是令人怀疑的。比如我们常见的美容食品胶原蛋白，其实它并没有那么神奇，反而不如吃一些富含胶原蛋白的猪脚和鸡脚之类的食物。再比如常见的美容食品——左旋维生素C，其美容效果也远不如我们常吃的新鲜蔬果，特别是富含维生素C的猕猴桃、柑橘类水果。可见，与其花大价钱去购买昂贵的保养品，还不如从日常饮食开始，日常的食品里就包含了人体需要的各种营养物质。

◎哪些保健品是日常生活必备的

适当给家里准备一些合适的保健品是非常必要的，它们能够提高我们人体的免疫力，增强我们的体质，促进我们的健康，所以给家里准备一些保健品吧。那么哪些保健品是日常生活必备的呢？

多维元素片。含有多种维生素和矿物质，能够用于预防和治疗因维生素与矿物质缺乏所引起的各种疾病；维生素和矿物质对人体健康、成长和平衡至关重要，可以全面补充人体从日常饮食中难以全面摄取的维生素和矿物质。适宜12岁以上的青少年及成年人服用。

叶酸片。适用于各种原因引起的叶酸缺乏及叶酸缺乏所致的巨幼红细胞贫血；对妊娠期、哺乳期妇女有极大的益处，对胎儿发育有良好作用；也适用于慢性溶血性贫血所致的叶酸缺乏。

钙片。我们人体钙质一旦不足，身体就无法正常运作，进而引起各种问题。人体每天被消耗的钙质也必须从每日摄取的营养中去补充，以达到身体钙质的平衡。钙是人体不可缺少的重要营养素。

◎怎么辨别保健食品是荤还是素

现在越来越多的人开始食用保健食品来养生，但是你知道保健食

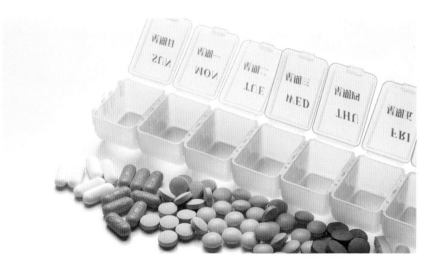

品也是有"荤"有"素"的吗？这就让很多人对保健品产生了疑虑。如保健食品葡萄糖胺，多从虾、蟹壳提炼，葡萄糖胺的前驱物质是甲壳素，但考虑素食者的需求，有保健品加工者从海洋的真菌细胞壁提出甲壳素，以保证保健食品的素食化。

如果单从保健品的外观可能很难区分是荤还是素，一般在制作过程中有用到动物组织，哪怕是在培养植物时用到动物成分，也应归入到荤食中，如灵芝培养时使用到牛肉汁、含有色素的保健品（因为色素是从胭脂虫提炼的胭脂红）等，都不算是素食。我们在购买时看一下包装，凡是有素食标志的，素食者即可放心食用。

也可能纯素食者对保健食品的包装胶囊也有所疑虑，担心是采用动物皮骨或明胶所制作的，并非纯素。你可以注意产品包装上是否注明植物性胶囊，学名为"羟丙基甲基纤维素"，由松木或棉花的纤维素提炼而来。如果没有特别注明，一般多是来自动物原料的胶囊，以明胶为主原料，取自于牛骨、牛皮及猪皮，所以是荤的。

要分辨动物性胶囊或植物性胶囊，可利用热水浸泡结果来判断。动物明胶囊会被热水溶化成不规则胶状物，于热水（80℃）中持续搅拌，10分钟内会溶解；植物性胶囊吸水后会膨润，颜色由透明转变成白雾状不透明，冷却至室温（25℃），持续搅拌，约15分钟后会崩解成透明的细碎片。

如果你是一个素食者，恰好你又需要食用保健产品，那么掌握它们的荤素辨别方法还是非常有必要的。

◎聪明买对保健食品

很多人喜欢到药店去为自己和家人购买一些保健品，在一些药店超市专柜里，常会看到柜台有促销便宜的保健食品让人"怦然心动"，那么这些保健食品你敢买吗？要怎么才能正确买对保健食品呢？

首先，购买时要选择有信誉的超市、药店去购买，正规店进货渠道相对有保证。千万不能贪图一时便宜，随便在街边小店或非正规商铺购买保健食品。

其次，要认准保健食品的标志，有些保健品是盗用其他合法产品的批号，可在国家食品药品监督管理局的官方网站和中国保健品协会市场工作委员会的网站，根据产品批号查询国家批准的产品名称是否和包装宣传的相符，以核实真伪。

再次，不要完全相信商家所承诺的立刻见效，保健品不同于药品，没有治疗功效，更不可能有立竿见影的效果。尤其要注意一些产品的赠品，为留住消费者，赠品服用后往往出现比较好的效果，这可能添加了其他成分。

此外，还要详细地了解功效成分。保健食品虽然不是药品，但购买仍需咨询医生，在专业人士的指导下使用。只有正确地买对保健食品，健康才能有保证。

◎当食品遇到药品，小心惹祸上身

你知道在吃药的时候有很多禁忌吗？你知道一些食品和药品看起来好像不相关，但是它们一旦遇到一起，就会产生交互作用吗？掌握一些食药知识，以避免惹祸上身。

黄连素与茶冲突：茶水含有约10%的鞣质，在体内易被分解成鞣酸，而鞣酸会沉淀黄连素（又称盐酸小檗碱片）中的生物碱，降低其药效。因此，服用黄连素前后2小时内不能饮茶。

阿司匹林与酒冲突：酒在体内先被氧化成乙醛，然后成为乙酸，而阿司匹林会妨碍乙醛氧化成乙酸，造成体内乙醛蓄积，加重发热和全身疼痛等症状，还容易引起肝损伤。

钙片与菠菜冲突：菠菜含有大量草酸钾，进入体内后电解的草酸根离子会沉淀钙离子，妨碍人体对钙的吸收，还容易生成草酸钙结石。服钙片前后2小时内不要进食菠菜，或将菠菜先煮一下再食用。

布洛芬与咖啡、可乐冲突：布洛芬（芬必得）对胃黏膜有刺激，咖啡中的咖啡因和可乐中的可卡因则会刺激胃酸分泌，加重布洛芬对胃黏膜的副作用，甚至诱发胃出血、胃穿孔。

抗生素与牛奶、果汁冲突：服用抗生素前后2小时不要饮用牛奶或果汁，因为牛奶会降低抗生素活性，使药效无法充分发挥；而果汁（尤其是新鲜果汁）富含的果酸会加速抗生素溶解，不仅会降低药效，还可能增加毒副作用。

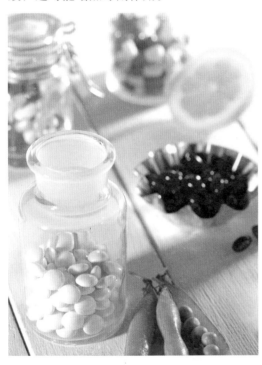

抗过敏药与奶酪、肉制品冲突：服用抗过敏药期间忌食奶酪、肉制品等富含组氨酸的食物。因为组氨酸在体内会转化为组织胺，而抗过敏药抑制组织胺分解，造成组织胺蓄积，诱发头晕、头痛、心慌等不适症状。

止泻药与牛奶冲突：服止泻药不能饮用牛奶，因为牛奶不仅降低止泻药的药效，其含有的乳糖还容易加重腹泻。

降压药与西柚汁冲突：服降压药时不能饮用西柚汁，因为西柚汁的柚皮素会影响肝脏某种酶的功能，而该种酶和降压药的代谢有关，容易造成血液中药物浓度过高，增加副作用。

利尿剂与香蕉、橘子冲突：服利尿剂期间，钾会在血液中滞留，如果食用富含钾的香蕉、橘子，体内钾蓄积过量，易诱发心脏、血压方面的并发症。

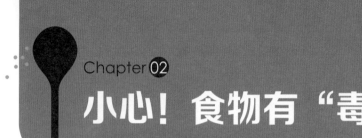

Chapter 02

小心！食物有"毒"

饮食污染知多少

饮食中的污染物无处不在。一是食品制作中加入的各种化学添加剂，以防食品变质腐烂，便于运输、储存，具有色、香、味，使人愿买、爱吃；二是蔬菜、水果在生长过程中施用的化肥、农药，促使它们长得快，产量高，不受虫害；三是在人工饲养的鱼、鸡、猪肉中，所含的"催生"激素；四是工业废水污染河流、湖泊、池塘以及近海中生长的动、植物，含有铅、镉、汞、砷等有害物质。

粮食中的污染

增白剂（过氧化苯甲酰）过量会损害细胞核，属于致病、致癌物。主要用于面粉、米粉。

增筋剂（溴酸钾）过量可能引起肾细胞肿瘤、腹膜间皮笑瘤及甲状腺细胞癌。主要用于面包、饼干。

吊白块是中国禁用的食品漂白剂，主要用于面粉、粉干、豆腐皮等食品。若食品特白嫩、特晶莹，就要警惕是否经过吊白块漂白。吊白块水溶液在60℃以上就会分解有害物质，如甲醛、二氧化硫和硫化氢等有毒气体。尤其甲醛，人长期接触低浓度甲醛蒸气会有头晕、头痛、乏力、嗜睡、食欲减退、视力下降等不良反应；甲醛进入人体会引起肺水肿，肝、肾充血以及血管周围水肿。

蔬果中的污染

剧毒有机磷农药，比如1605、1059、甲胺磷等。这些农药主要施用于草莓、葡萄、桃子、瓜类、玉米、小白菜、西蓝花等。有机磷农药都有一种大蒜味，买菜时可以闻一闻。临床发现，许多常见的症状都和食用含农药、化肥的蔬果有关。为了防止农药中毒，不要轻易购买小贩的蔬菜、水果。买回的蔬菜要用清水多泡一会儿，然后再切、炒。水果要洗净后削皮食用。

水产品中的污染

抗生素可使养殖的鱼、虾、蟹等长得又大又快，且不容易生病，但营养成分与口感不能与野生的比。而且抗生素会把人体内的有益菌杀死，使肠胃功能衰退、免疫力下降。

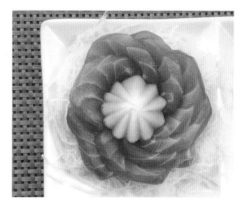

有害金属也容易对水产品造成污染，主要是来自工业"三废"（废水、废渣、废气）、农药、化肥，以及食品添加剂中含的铅、砷、汞。

禽畜产品中的污染

喂食人工激素会使乳牛泌乳多好几倍，小牛长得又快又大。但经证实，女生初经提前、妇女乳癌、子宫长瘤患病率提高，都和吃太多人工激素有关系。

瘦肉精现已禁用，但因其可养成瘦肉型猪，仍有违规使用。瘦肉精在一般蒸煮加热条件下不被破坏，可以保留在肉里，进入体内胃肠道吸收很快，15～20分钟即起作用，1～2小时血浆浓度达到峰值，作用时间持久。一般情况下食入20微克就可能出现头晕、恶心等症状。对有心律失常、高血压、糖尿病的患者危害更大，严重时可导致死亡。

加工食品中的污染

为改善食品品质和色、香、味，防腐和加工工艺需要加入一些化学合成或者天然物质，即食品添加剂。比如，蛋糕的制作过程，原料小麦带有杀虫剂；小麦磨成面粉，又加入了增白剂；做蛋糕的时候，又加入了乳化剂、"蛋糕油"、人造奶油、图案彩色造型剂以及杀菌剂。中国允许使用的食品添加剂品种很多，但都只能用于规定范围之内。滥用添加剂，会对人体造成危害。

以色素为例，食品只能使用食用色素，但是却有不法商贩使用工业色素以添加食品色彩。例如使用工业染料苏丹红一号加入辣椒酱、番茄酱；小黄鱼用油漆黄钠粉染色等。对此应有一些常识，多警惕。

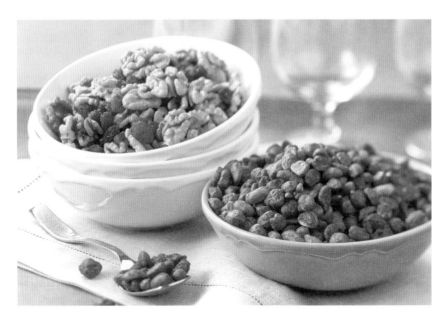

◎ 远离污染的安全食用法

据保健专家粗略计算，一个人不经意间随同饭菜吃进的污染物，每天可能是20～30种甚至高达70～80种，其数量之和可达2～3克到7～8克。尤其是"化学添加剂超标"的食品及"滥施化肥、农药"的菜、果，所含的污染物更多。因此，要防范饮食污染物，避免急、慢性中毒或慢性病的发生。

粮食类主食的安全食用法

从检测结果看来，在主食中的污染物，面粉多于米，米多于杂粮。因此选择主食的时候，应该以米或杂粮为主，面粉为辅。

如家里有破损、皱缩、变质的大米、玉米、花生、黄豆、核桃仁、杏仁、松子仁颗粒，应该加以剔除。初期出现霉变的大米、玉米等颗粒，反复搓洗2～3次，直至水清为止，可以除去大部分的黄曲霉素。高压锅蒸或水煮的时候，加微量食用碱，可进一步消除残留的黄曲霉素。

蔬菜水果的安全食用法

带皮的蔬菜、水果，以去皮食用为宜。如黄瓜的表面往往附有较多的对硫磷或过甲胺磷、呋喃丹农药；萝卜、土豆、胡萝卜、桃，可能有乐果或DDT、六六六杀虫剂。在削皮后，可以除去绝大部分农药与杀虫剂。不削皮的蔬果，如可能附有敌百虫或尿素（为催熟用）的番茄，带有甲胺磷的茄子、扁豆、黄瓜（不削皮时），要用清水浸泡一段时间，充分冲洗干净。最好是清水加入少量碱浸泡后，再用清水冲洗。

多吃根茎类蔬果，比如萝卜、土豆、红薯、芋头等，这些东西长在地下，通常不会喷洒农药，但是使用化肥还是很普遍的。为了降低化肥的浓度，将土豆、地瓜等放在浓度为1%的食盐水或维生素C的溶液中，浸泡一昼夜，可使其中原有的硝酸盐减少约80%～90%。

韭菜是大家比较喜欢的一种蔬菜，同时也是农药化肥使用率比较高的蔬菜。因为韭菜在生长的过程中，极其容易生蛆，要经过喷洒马拉硫酸。所以韭菜食用前，应先用清水浸泡，再放入沸水中烫一下（浸泡1～3分钟），可使蔬菜上的马拉硫酸消除约92%～94%。

喷有油溶性农药的蔬菜，在40℃的水中加入少量洗涤灵或洗洁净。浸泡一会儿后，再用清水冲泡3～4遍。

畜禽类食物的安全食用法

红肉是指猪、牛、羊肉。白肉是指鱼、蛋白、禽肉等。它们在生长（或喂养）及加工过程中，皆"额外"增加了污染物。总的看来，红肉中的污染物及其危害性大于白肉。因此，每天的肉食中，选择白肉应该多于红肉，或者每周适当减少红肉的摄入量或者摄入次数。

腌制类食物的安全食用法

平时尽量少吃腌制的鱼肉、咸鱼、生咸菜、香肠和火腿等，因其富含亚硝酸盐。食用前先用水煮（去汤），或在日光下晒3～6小时，香肠和咸肉最好是在去除油脂后食用。吃腌制食品时，最好口服维生素C60～100毫克或维生素E15～50毫克，可以阻止亚硝酸盐在胃肠内转

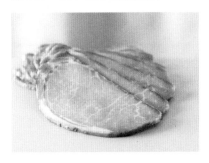

变为亚硝胺（致癌物）。也可配合食用含有硫化物的大蒜、大葱、洋葱；含有有机钼的白菜、蘑菇；含有多种有机酸的苹果、草莓；含有维生素C的青椒、鲜枣、柑橘等，以减少或消除硝酸盐和亚硝酸盐。

熏烤类食物的安全食用法

熏烤食品中含有苯并芘，也是致癌物质。因此猪蹄、鱼、红薯等烧焦部分必须去净。炒菜油温达到270～400℃时，所产生的苯并芘比200℃以下要多几十至百倍以上。在吃烘烤食物后，至少要多吃胡萝卜或饮胡萝卜汁20～40毫克，也可以喝杯绿茶（内含茶多酚），以削弱苯并芘的致癌作用。此外，常食含类黄酮的柑橘、鲜枣，含吲哚类物质的油菜、小白菜，含叶绿素的菠菜、莴笋等，也可削弱其致癌的作用。

加工食品的安全食用法

少买或不买粉状、糊状、浆状的食品，比如豆粉、花生酱、甜面酱、山楂酱。因为它们可能含有霉变或腐烂物质，以及虫卵、细菌、灰土，甚至超标的化学添加剂和掺伪物。最好是自己加工粉、糊、浆状食物，可避免化学添加剂与掺伪物的摄入。

远离致癌食物的污染

致癌物亚硝胺对食品的污染

亚硝胺是强致癌物，可由亚硝酸盐或硝酸盐在食物或人体中转变而成。亚硝酸盐和硝酸盐，作为防腐剂和着色剂，存在于腌鱼肉、咸鱼肉、咸菜、罐头肉食品、"热狗"中。粮谷和蔬菜中的硝酸盐，是由氮肥在植物体内转变形成的，主要存在于使用氮肥的芹菜、萝卜、大白菜、雪里蕻、茄子、甜菜和苋菜。亚硝酸盐或硝酸盐进入血液，立刻与血红蛋白结合，变成高铁血红蛋白后，可使血液携氧及输氧能力下降，导致心、脑缺氧外，还可能"麻痹"周围血管，引起头痛、头晕、乏力、心悸，严重时，可使人丧失意识，呼吸衰竭而死亡。

致癌物苯并芘对食品的污染

烟熏、烘烤鱼肉、豆制品、粮谷、蔬菜、植物油、海产品及酒类等，皆含有苯并芘。研究表明，成年人每年从食物中摄入苯并芘等有害物达到1～2毫克，经过若干年，体内积累到80毫克以上，就可能诱发癌症。苯并芘经呼吸道进入肺部和消化道、血液，分布到全身，并在体脂及其他组织中累积，达一定量时，会破坏肺和其他器官的细胞核，从而，可使肺癌、食道癌、胃癌、宫颈癌发生的可能性大增。

揭秘食品添加剂隐藏的真相

食品添加剂是指为改善食品品质和色、香、味以及为防腐、保鲜和加工工艺的需要而加入食品的人工合成或者天然物质。在现代食品工业中，凡是经过工业加工的食品绝大多数都含有食品添加剂。

有些添加剂并非是必需的，只是商家为了迎合消费者的视觉和口味而额外添加的，如有些消费者喜欢颜色好看、气味好闻、口感鲜美的食物，商家就在食品里添加色素、香精和防腐剂。还有很多食物中添加的植物油含"反式脂肪酸"。反式脂肪酸是不健康的成分，它对心脏的损害程度远远高于任何一种动物油。含有氢化植物油的食品都可能含有反式脂肪酸，比如饼干、面包、西式糕点、巧克力派、沙拉酱、炸薯条、炸鸡块、洋葱圈、咖啡伴侣、热巧克力等。反式脂肪酸的名字有很多，一般配料表里标明氢化植物油、植物起酥油、人造黄油、人造奶油、植物奶油、起酥油等，都含有反式脂肪酸。

▶▶ 常见食物中所含的添加剂及其危害

食物名称	添加剂成分	对人体的危害	建议
火腿	复合磷酸盐、亚硝酸钠、红曲红、辛香料、着色剂	会损害肾功能，导致肥胖、心血管疾病等，还会有诱发癌症的潜在风险	尽量少吃，选择正规品牌
方便面	过量的食盐、磷酸盐、氧化脂质、防氧化剂、防腐剂、食用色素等	可致肥胖、肾病、高血压、糖尿病、高脂血症、头晕、乏力、消瘦、心悸、精神不振、营养不良等	方便面最好冲水后把面汤倒掉，再续加水或高汤，这样可以减少盐分和其他有害物质。最好不要把调味品全部放入，只要放一半即可。平时注意少吃为宜
米粉	吊白块、焦亚硫酸钠、硼砂、明矾等	影响生长发育；易患多发性神经炎、骨髓萎缩、致癌；硼砂易致恶心、呕吐、腹泻；明矾易致身体虚弱、抑郁、焦躁、记忆力减退	尽量少吃，挑选颜色正常、不要太劲的米粉，最好在经过质检部门检验合格的地方购买

◎注意！它们不是食品添加剂

在食品的配料表里经常会看见这些品种，例如淀粉、蛋白质、糖醇等，它们一般不被放在主料一栏中，既然不是主料，很多人可能会将其误以为是添加剂，事实并非如此，它们只不过是食品的一般配料。

食品配料和食品添加剂的联系主要是两者的来源、用途、功能相近，常常配合使用，有时也可相互替代，其效果可能有相乘作用或相互抵消作用；区别主要是国家颁布了食品添加剂使用卫生标准（GB2760-2007），而食品配料尚无卫生标准和管理办法。

此外，食品配料的安全性高于食品添加剂。配料的生产原料是使用广泛的天然物质，所以你在食品的配料表里看到的那些，它们都不是食品添加剂，可以放心食用。

◎远离八大危险食物

随着生活节奏的加快，生活正慢慢地被"垃圾食品"包围着，同时危险食物也频频出现在餐桌上，为健康带来很大危害。为此，列举一些应该远离的危险食物黑名单，以供参考。

危险食物	制作过程	对人体的危害
红心鸡蛋	现在市场上出售的具有神奇功能的红心鸡蛋，非但没有普通鸡蛋营养价值高，而且还会对人体造成严重危害，因为这类鸡蛋是鸡吃"加丽素红"产下的	红心鸡蛋中的"加丽素红"超过标准含量，轻则危害胃、肠道，引起胃炎、胃溃疡；重则引起严重贫血、白血病、骨髓病变
用"毛发水"勾对的毒酱油	"毛发水"是以毛发为原料，经盐酸水解，提取胱氨酸后的残留废液，其中含有砷、铅等有害物质，在配兑酱油时加入这种酱色，即可制作成酱油	此类酱油中含有可致人惊厥，甚至可诱发癫痫症的4-甲基咪唑
用石蜡做凝固剂的火锅底料	只有牛油多，火锅底料才会凝固得好。而起凝固作用的食品蜡要比食品包装石蜡贵很多，厂家为了节省成本，在火锅底料里面加入低廉的化工原料凝固剂制成的食品包装石蜡	这类火锅底料具有很强的致癌作用，长期食用会使机体发生癌变

用违禁"工业盐"腌制的泡菜	很多不法商家为了节省成本，会使用含有大量亚硝酸钠、碳酸钠等工业盐来腌制泡菜，由于工业盐中含有铅、砷等有害物质，使用工业盐腌制就相当于把大量有害物质加了进去	工业盐中的亚硝酸钠是强致癌物，经常食用这类泡菜后果严重
肥厚、叶宽、个长、色深的毒韭菜	现在市场上出现有不少肥厚、叶宽、个长、色深的韭菜，这类韭菜看上去很漂亮，实际上却是用"3911"灌根（使药液渗透到韭菜根部的漫灌方式）而成的，"3911"的化学名为"甲拌磷乳油"，属明令禁止用在蔬菜上的剧毒农药	"3911"属高毒农药，其残留可导致食用者头痛、头晕、无力、恶心、多汗、呕吐、腹泻，重症可出现呼吸困难、昏迷、血液胆碱酯酶活性下降
掺"吊白块"的粉丝	有些粉丝生产商在生产过程中，加入了有致癌成分的"吊白块"。"吊白块"其实是化工原料"甲醛次硫酸氢钠"，一般不法分子将其作为食品的漂白剂使用	食用含有"吊白块"成分的食品，不仅对人体肝、肾脏等有严重损害，而且一次性食用剂量达10克的，会有生命危险
陈年毒大米翻新做成的米粉	将陈化米磨成粉，加入吊白块，这样做出来的米粉又白又好看	陈化米主要含有致癌的黄曲霉毒素，吊白块也是一种致癌物质，两样加到一块，如果人长期食用就会大大增加患癌症的概率
氨水粉丝	氨水不仅价格便宜，而且具有很好的漂白效果，使制作出来的粉丝晶莹剔透，很有卖相	人体摄入含有残留氨的食品后，将转化成亚硝酸盐等致癌物，不仅伤害呼吸、消化系统黏膜，还会破坏人体的中枢系统

有"毒"食物知多少

目前社会上关于食物中毒的事件屡屡发生，其中最为主要的一个原因可能是所吃的食物存在一些天然毒素，而在烹制或食用过程中对此却并不在意，从而给健康带来严重影响，甚至会威胁到生命。因此，在食用这些食物的时候，需要谨慎小心，掌握正确的方法。

河豚虽味道鲜美，但是它的毒性非常大（1克河豚毒素能使500人丧命）。因此，在食用河豚时要注意烹饪科学，当然我们最好还是少吃或不吃。

有毒蘑菇比较容易辨认，但也不完全是这样，所有来源未知的蘑菇我们都应该谨慎对待。

长芽的土豆含有龙葵素，不论多高的温度，烹、炸、煮、炖都不能去掉土豆的毒素，所以在吃土豆的时候，最好削去表皮。

牛蛙和蟾蜍的皮肤和某些机体组织，尤其内脏是含毒的，特别是未成年牛蛙，含毒量更甚，如果不幸中毒的话，会立刻引起肾衰竭，因此我们在食用牛蛙时要去除内脏及其他有毒组织。

辣椒含有一种辣椒素，是导致辣椒比较辣的原因。少量食用并不会中毒，但是如果长期大量食用，会导致严重的辣椒素中毒，摧残我们的胃。

杏仁是最有养生价值和最神奇的种子之一。不过由于苦杏仁含有有毒物质——氰化物，所以在吃苦杏仁之前必须经过加工去毒。另外，在吃杏的时候，会觉得扔掉具有药用价值的杏仁很可惜而剖开食用，这种方法不可取，因为鲜杏仁的毒性更甚。可以通过加热去除杏仁毒性。

樱桃与李子、杏和桃子来自同一家族。所有这些水果的叶子和种子中都含有毒性极高的有毒化合物。樱桃的种子被压碎、咀嚼，或者只是轻微的破损，都会生成氢氰酸。以后吃樱桃一定记得不要吮吸或者嚼樱桃的种子。

当然，在大自然中，还有其他的一些易使人中毒的食物，在食用这些食物时，一定要小心处理，不可因贪图美味而不顾及健康。

你吃的香肠安全吗

香肠一般是由鲜肉做成的，为了使其保持鲜度和存放的时间久一些，会在制作过程中，加入一定比例的防腐剂亚硝酸钠。亚硝酸钠在人体中能与肉类蛋白中的胺结合，形成一种叫作二甲基亚硝基胺的物质，这是一种强致癌物。它在食品中必须按规定量添加不能超标。一般来说，肉制品、火腿肠、灌肠类等亚硝酸钠的含量每千克应少于30毫克，而香肠（腊肠）、香肚、酱腌菜、腊肉等每千克含量应少于20毫克。

所以，一般不宜吃过多的香肠，若能在吃香肠的同时，适当多吃一些青椒、菠菜、豆芽、黄瓜等新鲜蔬菜，或者在吃过香肠后再吃点橘子、鲜枣、番茄等新鲜水果，就能消除致癌物对人体的侵害。

在购买成品香肠时，留意相关含量是否有明确标注，标注不明确的可能为非正规厂家生产的，存在着一定的安全隐患。

不能隔夜吃的东西

中国人的烹饪习惯是宁愿有剩余，也不能不够吃，而且由于工作关系，白天的饮食往往凑合一下就行了，而晚上由于一家人能聚在一起吃饭，常常做得很丰盛，因而中国人的晚餐时常会剩下很多，如果丢弃就会觉得很浪费，所以保留到第二天再吃。但是，要知道并不是所有食物都可以隔夜的，有很多隔夜的东西是不能吃的，这些食物你知道多少呢？

不能吃的隔夜食物	不能吃的理由
隔夜的开水	现煮的开水亚硝酸盐和氯化物等有害物的含量最低，最适合人们饮用，而隔夜的开水亚硝酸盐和氯化物的含量就会比较高，亚硝酸盐在人体内可形成致癌的亚硝胺，因此隔夜的开水不能喝
隔夜茶	时间过久，维生素大多已丧失，且茶汤中的蛋白质、糖类等会成为细菌繁殖的养料，所以隔夜茶不能喝
隔夜的绿叶蔬菜	绿叶蔬菜中含有不同量的硝酸盐，烹饪过度或放的时间过长，不仅蔬菜会发黄、变味，硝酸盐还会被还原成亚硝酸盐，有致癌作用
隔夜的凉拌菜	凉拌菜由于加工的时候就受到了较多污染，即使冷藏，隔夜后也很有可能已经变质，应现做现吃
隔夜的海鲜品	鱼和海鲜隔夜后易产生蛋白质降解物，会损伤我们的肝、肾功能，所以海鲜品不能隔夜食用
隔夜的家庭卤味食品	这类食物长时间放置容易变质和滋生细菌，因此不宜隔夜食用，尤其是散装卤味一定要在当天吃完
银耳汤	它虽然是一种高级营养补品，但一过夜，营养成分就会减少并产生有害成分。银耳都含有较多的硝酸盐类，经煮熟后如放的时间比较久，硝酸盐会还原成亚硝酸盐，所以隔夜的银耳不能吃
未熟透的隔夜鸡蛋	鸡蛋如果没有完全熟透，未熟的蛋黄隔夜之后容易滋生细菌，因此会有害我们的健康

别让有毒水发食品摆上餐桌

有不少水发食品都是使用了甲醛来浸泡的，甲醛能使水发食品外观饱满，色泽鲜亮，而且能改善口感，延长保质期。但是甲醛却是一种无色、易溶于水、有刺激性气味的有毒物质，会对身体产生极大的伤害，对肾脏、肝脏、中枢神经、免疫系统等产生损害，长期使用还可能致癌，国家明令禁止将甲醛添加到食品之中。

挑选海鲜时可要特别谨慎，不要轻易被它靓丽的外表所迷惑，用"望、闻、问、切"的方法来初步识别甲醛泡发的水产品。

望：鱿鱼浸泡过甲醛溶液后，颜色更加鲜亮，表面的黏液减少；海蛎在浸泡过甲醛溶液后，褶皱清晰可见，身上附着的黏液减少，汤水不混浊；其他鱼类若用甲醛保鲜，则鱼体表面看起来比较清洁，但鱼目浑浊，眼膜比较模糊。

闻：新鲜正常的海鲜都带有一些海腥味，但被甲醛浸泡过的海产就算清洗过后仍会有轻微的刺激性气味，掩盖了食品固有的气味。

问：就是比价格，甲醛浸泡过的海鲜价格一般比正常水发海鲜要便宜。所以，千万不要贪图便宜，遇到廉价的海鲜要多留个心眼。

切：经过甲醛浸泡的海鲜捏起来会比较硬实，按压鱼体时感觉不到海鲜应有的弹性；鱿鱼、海蛎表面会变得光滑且无黏感；虾类则会变得又硬又脆，容易断碎。

加碘低钠盐真的健康吗

现代人追求美味和精致食物，在饮食中摄入过多的盐分。对一般人来说，都需要减少盐分的摄取。所以，无论是吃低钠盐、美味盐或精盐，都应该少用盐。低钠盐最适合食用。

碘是人体的必需元素之一，它有着"智力元素"之称，在中国的一些碘缺乏地区的人们食用加碘盐是非常有好处的，尤其是能提高儿童的智力。加碘低钠盐能够有效地降低高血压，同时还能降低心血管疾病的死亡率。经过调查发现，食用加碘低钠盐比食用一般精盐的人，其心血管疾病的整体死亡率降低了一半。

但并不提倡所有的人群都食用这种盐，如果是甲亢患者，则最好不要食用加碘盐。因为碘是制造甲状腺激素的原料，甲亢患者若是食用含碘的盐和食物，利用药物治疗一段时间后假使停药，很容易发病。而慢性淋巴球性甲状腺炎的病人，食用含碘盐或食物，会使病情恶化。这两类患者可以改吃无碘盐，在中国的高碘区的人们也不必吃加碘盐。

如果是肾脏病患者，尤其是排尿功能出现障碍（例如尿毒症）的患者，不可食用低钠盐，因为低钠盐是以钾取代钠，钾不能有效排出体外，堆积在体内会造成高血钾，容易造成心律不齐、心脏功能衰竭等危险。

◎ 餐餐外食者应避开的陷阱

1.很多人在餐桌上势必是要酒过三巡的，在外吃饭一定要注意少喝酒，女孩子要尽量不喝甜饮料，可以用绿茶、乌龙茶、菊花茶等不含热量的饮料代替。

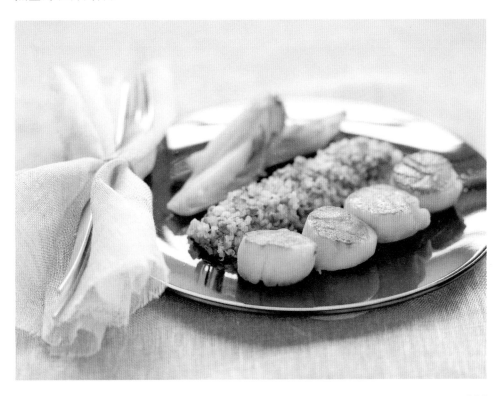

2.很多人外出就餐都不吃主食，但一定要记得先吃主食，不要等菜过五味之后没有了吃主食的胃口。可以让服务员先上主食，先吃一些主食不仅能保护胃肠，还能减少因为蛋白质和脂肪大量分解产生有害废物的危险。

3.在点菜时应尽量避免煎炸食品和高脂肪菜肴。同样的原料，不妨选择不需要加入油的烹调方式，如凉拌、清蒸、酱卤、白煮、清炖、汤菜等。

4.要记得多吃蔬菜和豆制品，少吃肉类食品。餐桌上总会有些绿色蔬菜，即使荤菜中也会有些香菇、木耳、冬笋相伴，可以有意地尽量多吃一些蔬菜。

5.可以在每天就餐的时候问问自己，有没有喝一杯酸奶？有没有吃到500克蔬菜？有没有吃到150克主食？有没有吃到一种杂粮？有没有吃到豆子或者豆腐？有没有吃到一个鸡蛋？肉和油脂是否吃得过多？

6.在外就餐时，要记得食量不要太大，吃到七八分饱即可。如果宴饮时间较长，稍不小心便会饮食过量，所以要格外注意在胃部饱满之前停止。

7.在家里补充一些新鲜的蔬菜、杂粮粥和蘑菇、豆腐等清淡食品，让疲惫的胃肠得到休息，补充足够的维生素和膳食纤维。

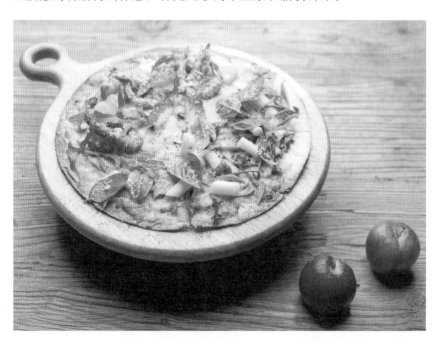

Healthy Eating
"盐"多必失

| Part 05 |

这样吃，
全家健康乐无忧

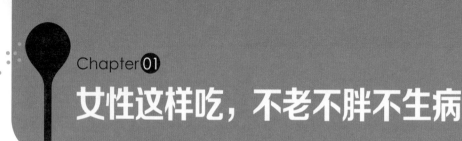

女性这样吃，不老不胖不生病

◎ 女性补充蛋白质可防衰老

蛋白质，保持人体细胞和脏器更年轻

蛋白质是维持生命不可缺少的物质，身体组织的修补和更新需要蛋白质的参与，可以说蛋白质与生命的产生、存亡息息相关。女人要想永葆青春活力，就必须补充身体需要的蛋白质，爱美的女性更是如此，因为蛋白质供应不足，会导致制造皮肤等结缔组织的胶原细胞合成速度减慢，从而使皮肤失去弹性，干燥粗糙，就像缺乏水分的树叶一样发黄、萎缩。从食物中摄取优质蛋白质，尤其是从植物蛋白中获得胱氨酸和色氨酸，可轻松解决这一问题。

蛋白质缺乏容易引起哪些疾病

蛋白质-能量营养不良症的主要表现为水肿或者消瘦，严重者会造成体力下降、抗病能力减弱甚至死亡。

这里特别针对以瘦为美的现状，告诫女性朋友们要对减肥有正确的认识，不可一味依靠节食甚至饥饿的手段来减轻体重，一旦引起"厌食症"将会对身体产生严重后果。

如果蛋白质摄入过量，会引起多种病症

肠胃疾病会给胃肠造成强烈的刺激，引起消化不良，出现腹泻、腹胀等症状。

长期来看，动物性蛋白质摄入过量，会加速骨骼内的钙流失，进而引起女性骨质疏松，甚至发生骨折。

蛋白质摄入过量，还会加速体内铁流失，加重女性缺铁状况，引发贫血。女性贫血的危害对身体的影响是多方面的，可引发头昏、乏力、头痛、失眠、记忆力减退、心慌气短、食欲减退、月经不调等症状。

蛋白质过多，大量氨基酸从尿里排出，会给肾脏带来沉重负担。

适合女性的优质蛋白食物

植物蛋白是女性最理想的蛋白质之一。它的最佳来源是豆类食品，豆类中含有的蛋白质接近人体的需要，植物蛋白的另外一个重要来源是米面类，只是米面类来源的蛋白质中缺少一种身体必需的氨基酸——赖氨酸。

对于女性来说，动物蛋白的最好来源是鱼肉，其次还有蛋、奶、瘦肉等。动物蛋白中人体必需的氨基酸种类齐全，比一般的植物蛋白更容易消化，且营养价值相对较高。但是动物蛋白往往含有较多的饱和脂肪酸和胆固醇，长期过量摄入，也容易造成一些负面影响，比如血管硬化、脑梗死等。

不要谈"脂"色变

脂肪可帮助塑造身体曲线

当今，很多女性朋友谈"脂"色变，似乎"脂肪"就意味着肥胖，意味着肥胖引起的一系列疾病。而实际上，脂肪不但是日常饮食中必不可少的一部分，而且对保持皮肤健康，身材曲线优美等都起着不可替代的作用。此外，人体内脂肪含量必须达到一定标准才能保证健康，如女性体内的脂肪必须超过自身体重的22%，才能实现受孕、怀胎及哺育后代的基本功能。

脂类食物中富含的磷脂和脂蛋白类物质，是构成人体皮肤毛发的主要成分，适量摄入可以保持女性皮肤的柔嫩红润，使皮肤丰满富有弹性，增加皮肤光泽和润滑。反之，如果人体长期缺乏脂肪，皮肤会出现干燥、粗糙、老化、皱纹等损害容颜的问题。

众所周知，女性最理想的身材是"S"形，其中胸部曲线塑造的来源正是"脂肪"。适当合理地摄取脂肪，不但不会造成肥胖，还会使体态更加丰腴，增加女性魅力。

此外，脂肪可以促进体内维生素和矿物质的吸收，尤其是可以促进对钙质的吸收。

因此建议，在日常饮食中保证适量的脂肪。成年人从脂肪中摄取的能量在总摄入能量中不超过30%，也就是相当于每日摄入50～75克脂肪。

身体脂肪过少有什么危害

正如上文所言，女性体内应含有一定量的脂肪才能保证基本健康。如果体内长期缺乏脂肪，会出现营养障碍，致使体力不佳，轻则影响精神状态，重则影响生理活动，导致内分泌紊乱。

前面已经提到女性脂肪含量要超过自身体重的22%，才能维持正常的月经周期和性欲水平，这也是她们将来能够健康怀孕、分娩及哺乳的最低脂肪标准。大多数情况下，由于身体脂肪含量过少而不孕的女性只是需要增重，通常都能顺利地怀上孩子。

由于体内缺乏脂肪，造成雌激素水平不足，影响钙与骨结合，无法维持正常的骨密度，因此，容易出现骨质疏松，发生骨折。

脑细胞的重要组成成分是脂类物质，充足的脂类能够加速大脑处理信息的能力，增强短期与长期记忆。反之，如果人体内脂肪摄入量和存储量不足，机体营养缺乏，会使脑细胞受损严重，将直接影响记忆力，我们就会变得越来越健忘。

会引起脱发头发的主要成分是一种被称为鱼朊的蛋白质和锌、铁、铜等微量元素。如果体内脂肪和蛋白质均供应不足，头发就会频繁脱落、断裂，发色变得枯黄，失去光泽，不易梳理。

如何从食物中摄取脂肪

通常所说的脂肪包括"脂"和"油"，常温下呈固态的猪油、牛油等动物性脂肪称为"脂"，呈液态的芝麻油、豆油等植物性脂肪称为"油"。那么如何从食物中正确适当地摄取脂肪呢？动物脂肪和植物油有何区别，孰优孰劣呢？是否如人们认为动物脂肪是饱和脂肪就不好，而植物脂肪是不饱和脂肪就好呢？

科学证明，衡量动物脂肪与植物油的好坏，关键在于其本身所含脂肪酸的种类、饱和程度、维生素含量等因素，如鱼油虽然是动物脂肪，但不饱和脂肪酸含量很高，而椰子油虽然是植物油，其饱和脂肪酸含量却很高。

植物性食物中所含的脂肪通常情况下富含必需饱和脂肪酸，不含胆固醇，因此，摄取植物性脂肪可以预防心血管疾病。特别是一些植物性脂肪如花生、瓜子等坚果中富含维生素E，对于延缓女性衰老起着很好的效果。

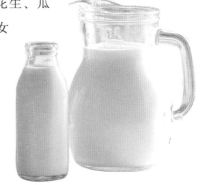

动物性脂肪尤其是动物肝脏、蛋、奶、鱼肉中的脂肪，富含维生素A和维生素D，这些都是人体必不可少的微量营养素，在大脑发育、激素调节和矿物质吸收方面，起着不可替代的作用。

◎ 让女人更快乐的糖类

糖类可改善多变的心情

如果糖类这个名词令你感到陌生，那么说起"淀粉"、"糖"、"膳食纤维"这些糖类的几种基本形式，你一定再熟悉不过了。我们平时餐桌上的米饭、馒头等主食，以及水果蔬菜等的主要成分都是糖类。

除了填饱我们的肚子之外，糖类另外一个作用就是可以改善我们的不良情绪。糖果里的单糖和面包里的多糖都能促使大脑分泌一种化学物质，这种化学物质能帮助人们缓解紧张、易怒、抑郁等压力。这是因为糖类消耗时，会使大脑中一种类似化学信使的5-羟色胺的物质将信号转送到大脑的神经末梢，促使人的心情安宁、愉快，甚至可以减轻疼痛。失眠的朋友，如果在睡前喝一杯热牛奶或糖水，或者吃1～2片面包，即可安然入睡。这就是食物促使了人大脑内产生更多的5-羟色胺。

那么在复杂多变的心情之下，如何获得平静呢？你可以在伤心时吃一些汤、面、粥等慰藉性食物；愤怒时可以选择爆米花、芹菜等坚硬、清脆的食物；窘困时吃香蕉类乳液状食物；兴奋、激动时可以吃糖果、饼干等多糖的食物；紧张时，吃土豆、面包类食物。另外，啤酒、山楂、玫瑰花、萝卜、橘子、莲藕等食品能促进胃肠蠕动，达到健脾养胃、消胀顺气的作用。

不能以水果代替蔬菜

新鲜水果色泽诱人，汁甜味美。多数水果含水分高达85%～90%，且糖类含量较蔬菜多，果酸、柠檬酸、苹果酸等有机酸含量也很丰富，这些物质能刺激人体消化腺分泌，增进食欲，有利于食物的消化。

尽管爱吃水果是一个好习惯，但水果并不能完全代替蔬菜，我们需要的营养必须同时从这两类食物中获得。那种认为"做菜麻烦因此用吃水果来补充"的做法是不正确的。即使蔬菜和水果营养成分有很多相似之处，但它们毕竟是两类不同的食物，其营养价值各具特色，不能简单地用水果来代替蔬菜。蔬菜品种远远多于水果，且多数蔬菜（特别是深色蔬菜）的矿物质、膳食纤维等含量高于水果。蔬菜含糖量低，因而热量更低。香菇、木耳等蔬菜是蛋白质的很好来源，但水果中的蛋白质含量很少。水果中膳食纤维的含量要比蔬菜低很多，蔬菜是人类膳食纤维的主要来源，蔬菜中的膳食纤维成分具有重要的保健作用。也可以当水果吃的蔬菜"番茄"为例，一个200克的番茄含维生素C38毫克，相当于6个苹果所含维生素C的总和。可见，仅靠吃水果是难以满足机体对维生素和矿物质的需要的。

补充B族维生素，增添活力少生病

维生素B₁（硫黄酸）保持胃肠畅通

维生素B_1可协助糖类的代谢，能量的生成，维持正常的神经功能。缺乏维生素B_1时，会造成胃肠蠕动缓慢，消化道分泌物减少，食欲缺乏、消化不良等障碍。长期下去，会使我们易疲劳，丧失胃口，使皮肤过早衰老，产生皱纹。

成人每天需摄入2毫克维生素B_1。它广泛存在于蛋黄、牛奶、瘦肉等食物中，尤其在种子外皮及胚芽中，如米糠、麦麸、黄豆、酵母中。此外，番茄、白菜、芹菜及防风、车前子等中药也富含维生素B_1。

维生素B_1易溶于水，在食物清洗过程中会随水大量流失，经加热后食物中维生素B_1主要存在于汤中。如食物加工过细、烹调不当或制成罐头食品，维生素B_1就会大量丢失或破坏。维生素B_1在碱性溶液中加热极易被破坏，而在酸性溶液中则对热稳定。因此在熬粥时不宜放碱，正是为了保护米或豆类所含的维生素B_1不被破坏。

维生素B₂（核黄素）促使腺体为你好好工作

维生素B₂是人体细胞中促进氧化还原的重要物质之一，协助食物中能量的产生，协助红细胞的产生，参与各种代谢过程，并有维持正常视觉机能的作用。人体如果缺乏维生素B₂，就会影响体内生物氧化的进程而发生代谢障碍，继而出现口角炎、眼睑炎、结膜炎、唇炎、舌炎、耳鼻黏膜干燥、皮肤干燥脱屑等症状。

在日常生活中，要注意多吃富含维生素B₂的各种食物，以防维生素B₂缺乏症的发生。维生素B₂主要食物来源有牛奶及其制品、动物肝肾、蛋黄、鳝鱼、蘑菇、菠菜、圆白菜、甜菜、杏仁、胡萝卜、橘子、芦柑、橙子等。如果已出现维生素B₂缺乏症状，就要服用营养素补充剂类药物。

维生素B₆（吡咯醇）让你远离妇科病

维生素B₆协助食物中能量的释放，参与脂肪的代谢，参与红细胞、激素的合成，是蛋白质、神经系统、免疫系统功能正常发挥的基础。特别是女性的雌激素代谢也需要维生素B₆，因此它可以帮助你远离妇科病。

对于因服用避孕药而导致情绪悲观、脾气急躁、自感乏力等症状的女性，每日补充60毫克维生素B₆就可以缓解症状。

还有些妇女在月经前出现眼睑、手、足水肿，失眠，健忘等症状，每日吃50～100毫克维生素B₆后也会有很大改善。

绝经期的妇女会发生忧郁症，表现为情绪悲观，脾气急躁，缺乏性要求，自感乏力等，一次补充维生素B₆20毫克，每日3次，服用1～2个月会有帮助。

更年期的妇女有的手足旁会长出骨刺或刺结节，被称为绝经期关节炎，服用维生素B₆配合其他药物也可缓解。

维生素B₆广泛存在于各种食物如肉类、鱼类、禽类、豆类、全谷类食物以及蔬果中。富含维生素B₆的食物有金枪鱼、瘦牛排、鸡胸肉、香蕉、花生等。

孕育健康宝贝要补叶酸

叶酸又叫维生素M，是一种广泛存在于绿叶蔬菜中的B族维生素，由于它最早从叶子中提取而得，故名"叶酸"。

叶酸在体内的功能和作用主要是参与氨基酸、胆碱、激素、磷脂等化合物的合成；参与和促进核苷酸、核酸等生命物质的合成，维持生长发育和神经发育，这对生长发育活跃的组织细胞尤其重要；参与血红蛋白合成，预防巨幼红细胞贫血。叶酸在预防心血管疾病和癌症方面具有一定的作用。此外，怀孕、生育，都会让女性营养缺乏，而叶酸可以缓解营养缺乏症。

近期研究还发现，叶酸对孕妇尤其重要，在怀孕的前三个月内缺乏叶酸，可引起胎儿神经管发育缺陷而导致畸形。因此，准备怀孕的女性，最好从备孕期就开始每天服用400微克叶酸，以保证胎儿的正常发育。

富含叶酸的新鲜食物有菠菜、芦笋、芜菁、西芹、啤酒酵母、利马豆、豌豆、圆白菜、橙子、哈密瓜、莴苣等。除绿叶蔬菜外，还有胡萝卜、蛋黄、杏、南瓜、豆类、全麦面粉等。

正确补充维生素C，做漂亮女人

维生素C的缺乏与过量

体内缺乏并且无法从食物中获得足够的维生素C时，会表现出一些缺乏症状，主要引起的就是坏血病。前期会出现体重减轻、四肢无力、衰弱、肌肉关节疼痛等情况，成人还会出现牙龈松肿，有时会感染发炎等。接下来身体的某些部位会出血，如牙龈或毛囊周围，长期维生素C缺乏会患牙龈炎、骨质疏松等症。

健｜康｜关｜照

▶▶ **两餐之间吃水果有利于减肥**

有研究表明，两餐之间摄入适当低热量食物的人群，比正常三餐的人群更容易减重。因为餐前的小零食可以减少食欲，降低饥饿感，避免在正餐时吃进太多热量。但这些小零食，不是指平常意义上高糖高脂肪的能量密集型食物，不要选择巧克力、糖果、甜饮料、甜点、冰淇淋等精细加工的食物，而要选择热量较低的水果，如苹果、番茄等都是不错的选择。

体内多余的维生素C可以通过尿液排泄掉，但服用量过多仍可增加肾脏的负担，产生一些不良反应。有研究报告指出，体内有大量维生素C循环不利伤口愈合。每天摄入的维生素C超过1000毫克会导致腹泻、肾结石等。妊娠期服用过量的维生素C，可能影响胚胎的发育。此外，维生素C不会在体内积累，也就是说，即使长期大量服用维生素C，一旦停用，并且不能从食物中获得足够的维生素C时，仍然会出现坏血病症状。

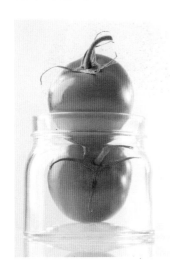

如何通过饮食摄取维生素C

我们体内不能自己合成维生素C，只能靠食物提供。维生素C的主要食物来源是新鲜的水果和蔬菜。辣椒、茼蒿、苦瓜、芦笋、青椒、番茄、甘蓝等蔬菜中维生素C含量丰富；柑橘类水果、樱桃、鲜枣等也是维生素C的最佳来源。以下常见果蔬中，每100克含维生素C的量为：橘子49毫克，萝卜24毫克，甜菜34毫克，草莓60毫克，菠菜59毫克，番茄23毫克，柠檬45毫克，西瓜38毫克，花菜69毫克。

维生素C是最不稳定的一种维生素，极易在食物储藏或烹调过程中流失，甚至切碎新鲜蔬菜时维生素C都能被破坏。此外，微量的铜、铁离子可加快破坏的速度。因此，只有新鲜的蔬菜、水果或生拌菜才是维生素C的最佳来源。

补充维生素E，防容颜衰老

抗病防衰的营养素

维生素E是一类由生育酚组成的脂溶性维生素，为淡黄色无臭无味的油状物，不溶于水，溶于油脂；耐热、耐酸并耐碱，很容易被氧化，可作抗氧化剂。维生素E与性机能关系密切，可用来防治许多妇科疾病，可治疗免疫性不孕症、无排卵性不孕及习惯性流产，可治愈有些妇女放置节育环后出现的出血或月经过多。维生素E对延缓衰老有一定作用，可减少维生素A及多元不饱和脂肪酸的氧化，控制细胞氧化，还可促进伤口的愈合，抑制皮肤晒伤反应，增强循环系统功能。

如何通过饮食摄取维生素E

人体内不能合成维生素E，所需的维生素E都从食物中取得。在自然界中，维生素E广泛分布于动植物油脂、坚果、种子类、豆类、谷类、蛋、鸡（鸭）肫、绿叶蔬菜等食品中，在麦胚油、玉米油、花生油、棉籽油中含量更丰富。

食物和食品原料在加工过程中会使部分维生素E损失，如：绿色蔬菜烹调后损失率65%，坚果焙烤后损失率为80%，谷物加工后损失率为80%。在阳光和空气下风干，加入有机酸，研磨和精炼，制作罐头等加工过程中，维生素E都会遭受不同程度的破坏，因此它在食品中的含量变化很大。这也是我们提倡吃新鲜食品，避免过度烹调的原因之一。

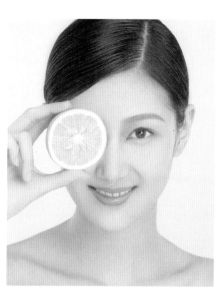

女人要酸碱平衡

众所周知，健康人体内环境呈中性，略偏碱性，pH值在7.35～7.45之间。健康的人体在代谢过程中产生大量的酸性物质，都被血液中的缓冲物质所中和，始终保持着人体的酸碱度处于平衡状态。而对于女性来说，机体的酸碱度平衡是美容护肤的关键因素之一。摄入蔬果的量不足将会导致酸性体质，对皮肤产生恶劣影响。

日常饮食中含磷、硫、氯元素较多的食物，以及米面、鱼类、肉类、蛋类、虾贝类等多种食品，它们在体内氧化分解后，会生成属于阴离子的酸根，所以把这类食物称为"呈酸性食物"。而含钾、钠、钙、镁等元素较多的蔬菜、水果、牛奶等，则叫作"呈碱性食物"。呈酸性食物吃得过多，可能使血液及体液在正常范围内偏酸，使皮肤新陈代谢降低。酸性环境下，皮肤会变得粗糙、失去光泽，产生色素沉着、毛孔增大，有些女性易长痤疮，也与呈酸性食物摄入过多有关。

人们在日常生活中大多偏爱成酸性食物，因此在日常膳食中我们应注意两类食物的适量搭配，力求做到酸碱平衡。尤其在选择了糖类、蛋白质、脂肪等呈酸性食物之后，这时应配合适量的呈碱性食物才更有利于身体健康。

◎ 女人最容易缺乏的营养素——钙

在女人的一生中，骨骼的形状和质量都在不断变化，作为骨骼的主要构成元素——钙，在恰当的时候能否得到充分的补充，将会影响女性一生的健康。女性20岁之前，骨骼的含钙量逐年增加，在35岁时达到高峰，40～50岁以后逐渐下降。这种随年龄而出现的变化，女性要早于男性，女性可能更早地出现骨质疏松现象。此外，体质瘦弱、吸烟、过度饮酒、服用类固醇药物、摄入不足等都是导致缺钙的危险因素。因此从年轻时开始，就必须从膳食中摄取足够的钙质及其他营养素，建立运动加营养的健康生活方式。据研究，每天户外运动不少于1小时的妇女，骨质疏松发生率低；每天坚持长跑，可使骨骼年轻20年。

中国人以植物性膳食为主，钙的吸收率比较低，中国营养学会推荐的钙供给量不分男女成年人都是800毫克。奶和奶制品中钙含量最为丰富且吸收率也高。小虾皮中含钙特高，芝麻酱、大豆及其制品也是钙的良好来源，深绿色蔬菜如小萝卜缨、芹菜叶、雪里蕻等含钙量也较多。

膳食补钙需要注意的问题是，钙在肠道内吸收很不完全，食物中的钙约70%～80%随粪便排出。这主要是由于膳食中的植酸和草酸与钙结合成为不溶解难吸收的钙盐。谷类食物含植酸较高，有些蔬菜，如菠菜、苋菜、竹笋等，含草酸较高。膳食中纤维素过高也会降低钙的吸收率。还要注意的是，膳食中的维生素D，蔬菜水果中的维生素C，牛奶中的乳糖以及膳食中钙与磷比例适宜（1:1）等因素均可促进钙的吸收。当人体缺钙或钙需要量大时（如婴幼儿、孕妇、乳母），钙的吸收率也会相应增高。

🔘 补铁是女人一生的功课

如果我们把生活比喻成一份考卷，那么健康无疑是考卷中最重要的一部分。而对于女人来说，一生都要关注且要下功夫的功课就是"补铁"。女人每次月经的流血时间约为3～5天左右，月经失血总量约为50～100毫升，因此女性比男性更容易贫血。而铁是组成血液中血红蛋白的重要元素，所以月经出血，也增加了女人体内铁的损失，必须从饮食营养中得到足够的铁来补充。另外，铁缺乏会造成头晕、乏力、面色苍白等不良反应，影响我们的精神面貌和工作效率，由此可见，"补铁"对于女性来说不容忽视。

食物中含铁量极不均衡，而且人体吸收率相差很大，一般动物性食物的含量和吸收率较高，因此膳食中铁的良好来源为动物肝脏、血、肉类、鱼类等。而蔬菜中含铁量都不高，并且食物中的植酸盐、草酸盐、磷酸盐、鞣酸和膳食纤维都会干扰铁的吸收，导致其吸收率只有1%～5%。但若摄入过多的动物性食物又会导致肥胖及其并发症的出现，因此建议爱美或已经出现贫血的女性，尤其是处于孕产期的女性，应选择适当的铁补充剂进行补铁。

专家推荐补血养血食疗方：

三红补血益颜粥：红枣12颗，枸杞子、红糖各30克，血糯米50克。红枣、枸杞子、血糯米洗净，置于铁锅中加清水，先用大火煮沸，改用小火煨粥，粥成时加入红糖，调匀。每日1剂，早、晚分服。有养肝益血，补肾固精，丰肌泽肤的功效。

胶芪红枣汤：阿胶9克，黄芪18克，红枣10颗。先水煎黄芪、红枣，水沸半小时后取汤，将阿胶放入汤药中溶化，服用。每日1剂。阿胶补益血液，黄芪、红枣补气生血，三味同用能补气养血。

🔘 讲究烹调方法，降低膳食热量

中国菜以菜式丰富、色味俱全闻名世界。相对于欧美肉食为主的饮食方式来说，中国菜肴的烹调方法相对健康。这也是为什么比起欧美国家，中国的肥胖病问题没有那么突出的原因之一。但近些年，随着"洋快餐"的引进和快节奏的现代生活，越来越多的年轻人偏向于选择简单便利的"快餐食品"，随即带来了一系列营养问题。

在日常生活中，尽量多用清炖、清蒸、水煮、凉拌等不必加油的传统烹调方法，避免油煎、油炸。禁食任何高热量又浓缩的食物，尤其是油炸、油酥及炒货之类食物，如糖果、蛋卷、中西甜咸点心，同时也应少吃富含胆固醇的鸡皮、鸭皮、猪皮、鱼皮等。

采用清蒸、糟熘、滑熘、爆炒、汆、煮、拌、卤、炝等烹调方法，使用的烹调油少，所以热量较低。煎炸、油焖、干烧、干烤等烹调方法使用烹调油多，热量较高。长期采用不健康的烹调方法，会使你的身材走形。

🔘 有助于减肥的食物有哪些

众所周知，叶类蔬菜，糖类和脂肪的含量低，纤维素含量高，可以避免脂肪的堆积。除了它们之外，还有哪些食物可以在减肥时助你一臂之力呢？下面就让我们来细数这些减肥功臣吧！

主食类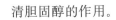

薏米有利水作用，可以促进体内血液和水分的新陈代谢，达到减肥的效果；而多吃薏米还可以淡化色素斑点，并使皮肤细致光滑、皱纹减少。

燕麦含有丰富的亚油酸和皂苷素等，可防治动脉粥样硬化。此外它的纤维素和B族维生素含量较高，是瘦身餐中的最佳选择之一。

玉米含有丰富的钙、磷、硒和卵磷脂、维生素E等，均具有降低血清胆固醇的作用。

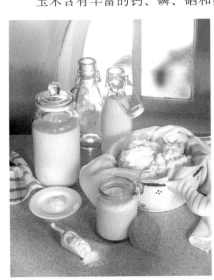

土豆的淀粉含量低于谷类，而且含有纤维素，所以用来代替米、面食用有益减肥。

豆类和奶类

红小豆属于高蛋白、低脂肪的食物，有利尿、消胀、除肿的作用；酸奶的热量较低，并且含有大量的有益菌群，可以很好地调节肠道的生态平衡。

牛奶含有丰富的乳清酸和钙质，既能抑制胆固醇沉积于动脉血管壁，又能抑制人体内胆固醇合成酶的活性，减少胆固醇的产生。

蔬菜类

萝卜可以促进脂肪加速代谢，避免脂肪在皮下堆积，丰富的纤维有极佳的整肠作用，此外还有化痰、止咳、降血压等多种功能，不过中医认为萝卜会"破气"，所以不宜和人参、黄芪等补气药同时进食。

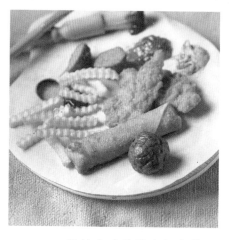

韭菜除了含钙、磷、铁、糖类、蛋白质、维生素A、维生素C外，还含有胡萝卜素和大量的膳食纤维等，能增强胃肠蠕动，有很好的通便作用，能排除肠道中多余的营养，其中包括多余的脂肪。

香菇能明显降低血清胆固醇、甘油三酯及低密度脂蛋白水平，经常食用有助于增加身体内高密度脂蛋白。

胡萝卜富含果胶酸钙，它需要与胆汁酸结合才能从大便中排出，而身体要产生胆汁酸势必会动用血液中的胆固醇，从而促使血液中胆固醇的水平降低。

海带富含牛磺酸、食物纤维藻酸，有降低血脂及胆汁中胆固醇的功效。

冬瓜不含脂肪，含钠量又低，是肥胖者的理想食物，常吃冬瓜还有利尿、降火的功效。

竹笋脂肪含量低，又含丰富的纤维素和水分，有助肠胃蠕动、排便顺畅、消脂减肥。

黄瓜中的食物纤维对促进人体肠道内腐败物质的排除和降低胆固醇有一定的作用，黄瓜中所含的丙醇二酸，可抑制糖类物质转变为脂肪，故有减肥功效。

水果类

葡萄、葡萄汁与葡萄酒一样含有一种白黎芦醇，是降低胆固醇的天然物质。

苹果因富含果胶、纤维素和维生素C，有非常好的降脂作用。

调味品类

醋中含有多种氨基酸，可帮助消化体内的脂肪，使糖类及蛋白质代谢较为顺利。

辣椒可以帮助体内脂肪新陈代谢、防止脂肪囤积于体内，有一定的减肥功效。

大蒜中含硫化合物的混合物，可以减少血中胆固醇，阻止血栓形成，有助于增加高密度脂蛋白。

洋葱含前列腺素A，这种成分有舒张血管、降低血压的功能。洋葱中还含有烯丙基三硫化合物及少量硫氨基酸，除了可帮助降血脂外，还可预防动脉硬化。洋葱一般人不愿吃，因为它的味道很冲，可以当配菜食用。

促进胸部发育的天然食物

促进胸部发育最安全有效的方式还是利用天然食物。其中富含维生素C的葡萄、西柚等水果，可以防止胸部变形。而芹菜、核桃等食物由于含有维生素E，有助胸部发育。含有维生素A的圆白菜及葵花籽油等，有利于激素分泌。牛肉、牛奶及猪肝中的B族维生素，有助于激素的合成。此外，富含胶质的海参、猪脚、蹄筋也是丰胸圣品。而红枣、山药、桂圆、川芎等中药对女性而言，更有活血、补血、补气的功效，对丰胸也有帮助。

乳酸菌对付腹部赘肉

办公室一族长期待在室内，吃饱就坐在电脑前，有时工作忙起来连水都来不及喝，久而久之就形成了小肚腩，形成了下腹臃肿的梨形身材。

而乳酸菌是一种存在于人体内的益生菌。乳酸菌能够将糖类发酵成乳酸。此外这小小的乳酸菌，还是对付恼人的腹部赘肉的"良方"。多喝乳酸菌饮品能增加乳酸菌和纤维素的摄取量，改善便秘问题，加速肠胃活动机能，成功赶走废物。

再者，富含乳酸菌的酸奶具有较强的饱腹感，轻微饥饿时喝一杯酸奶可以有效缓解迫切的食欲，从而减少下一餐的进食量。若选择标有脱脂和低热量字样的酸奶，更能减少热量在体内堆积，达到更好的减肥效果。另外，乳酸菌发酵后，乳糖分解成了半乳糖和乳酸，不但使奶类更好消化，也提高了磷、铁、钾、镁等有益元素的利用率，还能有效防衰老。

远离煎炸食品，告别"水桶腰"

水桶粗腰主要是由于过多摄入了煎、炸、油腻的食物而造成的。因此，若能改变这种不良的饮食习惯，选择清蒸、水煮食物，节制食量，多吃蔬菜，细嚼慢咽，就可以令你提早感到饱意。

而上腹脂肪较多的人，肥肉就很容易积聚在上腹部位。造成这类体型的原因是由于身体的新陈代谢率降低，缺乏运动，且摄入过多的甜品和冷饮造成的。改变这种状态的办法就是改吃天然糖，以天然糖代替精制糖，例如用蜂蜜取代白糖，逐步改变口味，达到减腹效果。

消除下半身水肿的食物

水肿是女性办公室族的另一个困扰。尤其是在生理周期、怀孕或服用避孕药、注射排卵药等情况时更加突出。而过度疲劳、工作日夜颠倒、饮食失当，也会让身体水分运行受阻，产生水肿现象。

生理性水肿，只要改善生活作息和饮食习惯就可以缓解。日常饮食要尽量减少盐分摄取，多吃些利水的食物，帮助身体排水，如车前子、绿豆、红豆、冬瓜等。用茯苓、荷叶按1：1的比例煮成水，加点冰糖饮用，有助于排除生理周期的多余水分，怕冷的人还可加点生姜活血，或用红小豆加红糖熬汤喝，来缓解生理周期期间出现的水肿。而女性产后一方面会由于子宫变大、影响血液循环而引起水肿，另一方面会受到黄体酮的影响，代谢水分的能力变差，身体也会出现水肿。要改善女性产后水肿，可以采用补肾活血的食疗方法，去除身体多余水分。如薏米红豆汤，可以强健肠胃、补血，也可以达到通乳的效果；红糖生姜汤，生姜连皮用水煮，加红糖调味，有活血的效果，还可预防感冒。

◎ 拒绝黑色素，吃出润白

俗话说，"一白遮三丑"。皮肤是否白皙，是东方女性美丽与否的衡量标志之一。而皮肤白不白，主要取决于黑色素细胞合成黑色素的能力。在人的表皮基层细胞间，分布着黑色素细胞，它含有的酪氨酸酶可以将酪氨酸氧化成多糖，中间再经过一系列的代谢过程，最后便会生成黑色素。黑色素生成得越多，皮肤就越黝黑；反之，皮肤就越白。

皮肤的黑白主要是由遗传因素决定的。另外，日晒的多少也是一个重要原因。食物对皮肤黑白也有一定影响。经研究表明，过多进食富含酪氨酸和稀有元素锌、铜、铁的食物，皮肤的色泽就较黑。容易导致黑色素沉淀的食物为：动物肝、肾，甲壳类蛤、蟹、河螺、牡蛎，水产品乌鱼子，豆类中大豆、扁豆、青豆、红小豆，干果类中花生仁、核桃仁、黑芝麻以及葡萄干等。同时不宜过量饮用咖啡，否则皮肤也容易变黑。

维生素C中断黑色素生成的过程：维生素C可阻止已生成的多巴胺进一步氧化而被还原为多巴，并能降低血清铜氧化酶含量，影响酪氨酸酶的活性，从而干扰黑色素的生物合成。如果想使皮肤白皙透明，不妨多吃些富含维生素C的食物，如番茄、橙子、柠檬、山楂、柑橘等。因为这些食物中的维生素C可以使皮肤减少黑色素沉着，以去除皮肤的黑斑和雀斑，加快皮肤的还原变白。

我们脸上的斑斑点点也主要来自于体内的黑色素沉积。而猕猴桃和苹果中含有大量的维生素C，平时多吃这些水果，可帮助消除皮肤雀斑、黑斑，保持皮肤细嫩红润。

Tips

▶▶ **排出毒素，让肌肤更洁净嫩白**

保持大便通畅是最有效的排毒法。可常吃通利大肠的食物，常见的通利大肠的食物有根茎类蔬菜，如萝卜、红薯、土豆等，可起到清洗大肠及防癌的作用。要多吃解毒食物，如绿豆汤、生姜汤、水果汁。新鲜蔬菜也是排毒的好助手，如生瓜、苦瓜、冬瓜等。

黑木耳含有大量的糖类、蛋白质、脂肪、纤维素、胶质、胡萝卜素、维生素和微量元素等，还含有一种植物胶质，有较强的吸附力，可把人体中的残留灰尘、杂质吸附集中起来排出体外，从而起到清胃、洗肠的作用。

美白应多吃的水果

新鲜樱桃含糖、蛋白质、β-胡萝卜素、铁等丰富的营养素。铁质可以让人气色红润，而β-胡萝卜素及维生素C都是美白肌肤一定要多补充的。

荔枝含糖、蛋白质、果胶、维生素C、磷、铁等。维生素C及铁都是让人拥有白里透红气色的营养素。

番石榴也是具有美白功效的水果，它含有维生素C、果糖、葡萄糖等营养成分，它的维生素C含量在水果中较高。

美白应多吃的蔬菜

豌豆、豆芽含维生素A、维生素C、维生素E以及蛋白质等营养素，这些都是肌肤净白不能缺少的营养素。另外，豆芽还可以防止雀斑、黑斑，使皮肤变白。

冬瓜含有微量元素镁，能让人面色红润。

胡萝卜含有丰富的果胶物质，可与汞结合，使人体里的有害成分得以排除，让肌肤看起来更加细腻红润。

黄瓜含有大量的维生素和游离氨基酸，还含有丰富的果酸，能清洁、美白肌肤，消除晒伤和雀斑，缓解皮肤过敏，是传统的养颜圣品。

番茄的美白效果和瘦身效果一样棒。它有很丰富的维生素、矿物质、糖类、有机酸及蛋白质，还有保护维生素C的作用，能帮助人体吸收大量的维生素C，增强抗氧化作用。想要当个白皙美人，多吃番茄准没错。

红薯含有大量黏蛋白，维生素C也很丰富，维生素A原含量接近于胡萝卜中的维生素A含量。常吃红薯能降胆固醇，减少皮下脂肪，补虚乏，益气力，健脾胃，益肾阳，从而有助于护肤美容。

轻松吃掉黑眼圈

黑眼圈大致可分为两种，一种是血管型黑眼圈，是由于眼眶周围的皮肤特别薄，而皮下的组织又少，一旦血液循环不佳或血管扩张，就形成了黑眼圈；另一种是色素型黑眼圈，是指因色素沉淀在眼眶周围而产生的黑眼圈。

形成上述两种黑眼圈的成因很多，除了体质遗传导致眼睛周围的皮肤天生黑色素较深外，吸烟饮酒、情绪低沉、思虑过度或熬夜引起睡眠不足等都会引起黑眼圈。而要将"熊猫眼"扼杀在萌芽状态之中，除了保证充足的睡眠、进行适量的有氧运动之外，均衡合理的饮食也是至关重要的。

在日常饮食中增加以下几种食物的摄入量，就能帮助你轻松告别黑眼圈了！

由于鸡蛋中的优质蛋白质能促进细胞再生，因此经常食用鸡蛋，增加蛋白质的摄入，对于预防和缓解黑眼圈是有一定功效的。富含优质蛋白质的食物还有瘦肉、水产等。

芝麻富含对眼球和眼肌具有滋养作用的维生素E，从而能预防和缓解黑眼圈。除了芝麻外，富含维生素E的其他食物还有花生、核桃、葵花籽等。

胡萝卜是增加维生素A摄入量的绝佳选择，它能维持上皮组织的正常机能，有效改善黑眼圈。此外，维生素A还有助于增进视力，尤其是黑暗中的视力。其他富含维生素A的食物还有动物肝脏、奶油、禽蛋、杏等。

海带富含铁质，补充适量的铁质能够促使血红蛋白的增加，从而增强其输送氧分和营养成分的能力，所以经常食用海带，也能缓解黑眼圈的困扰。其他含铁质丰富的食物还有动物肝脏、瘦肉等。

熬夜的网虫们可饮用绿茶，补充特异性植物营养素，消除因电脑辐射引起的黑眼圈。多喝低咖啡因的绿茶不仅能消除黑眼圈，其中含有的儿茶素，既能帮助身体脂肪代谢，又对睡眠有帮助，不仅可以提高睡眠质量，也让人不易产生疲劳感。此外，外敷绿茶包也能起到消除黑眼圈的作用。

去黑眼圈还有一种好方法，就是把一小杯茶放入冰箱中冷冻约15分钟，然后用一小块化妆棉浸在茶中，再把它敷在眼皮上，能有效减轻黑眼圈。用浸泡过的茶叶袋挤去茶汁，同样可以达到此功效，这种方法睡前用，还可以防止眼部水肿。

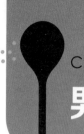

男性这样吃，养好肝肾体质强

◎ 哪些人容易肾虚

生活或饮食无规律者易肾虚 "烟不离手，酒不离口"是部分现代男性的生活特征，特别是由于工作原因，男士经常外出应酬，烟和酒都是酒桌上必不可少的。然而，长期的吸烟喝酒会损伤肺和肝脏，从而导致肾虚。

工作繁忙、压力过大的人易肾虚 现代文明是一把双刃剑，在带给人们更加美好、便捷的生活的同时，也给无数人带来了烦恼，尤其是男性。繁忙的工作生活往往令男士们感到巨大的身心压力，以致身心俱疲、精力衰退，从而出现失眠、食欲减退、乏力、烦躁、神经衰弱等肾虚症状。

食物污染容易导致肾虚 现代深加工食品种类繁多，其中很多食物中都含有对身体有害的添加剂，比如激素类物质、香精等调味料、填充剂等。含有各种各样添加剂的食品虽然口感很好，但是人们在食用之后，可能会干扰体内激素的平衡。很多男性出现了性功能下降、早泄等病症。另外，食物中含有的农药、化肥也会损伤肾脏。

不良生活习惯的男性易肾虚 不良的生活习惯，比如饮食不规律、过度手淫、性生活过于频繁等，都会损伤人体的肾精，造成肾虚。滥用药物的男人易肾虚，很多男性因肾虚、阳痿等疾病难以启齿，他们往往不会主动咨询医生的指导，而是自行去药店买一些壮阳药，现在的很多企业都是抓住了男性这个心理，趁机渔利，但是往往这些药物不但不会给患者带来健康，反而会加重患者的病情。很多壮阳药品对人体危害极大，不但病人不懂，很多医生对壮阳药品的危害也是一知半解。

◎ 造成男人肾虚的原因有哪些

肾虚是肾脏精气阴阳不足所产生的诸如精神疲乏、头晕、耳鸣、健忘、腰膝酸软、遗精阳痿、男子不育、女子不孕、更年期综合征等多种病症的一个综合概念。引起男人肾虚的原因一般分为先天因素和后天因素。

先天因素：父母体弱多病、酒后行房而怀孕、高龄产妇生育、早婚时怀孕、生育过多导致精血过度耗损再孕、妊娠期失于调养、胎气不足等，都可导致所生育子女精气亏虚。另外，父母肾虚导致性功能异常，也易引起下一代的形体虚衰，或者先天畸形、痴呆，男子少精不育、早泄。

后天因素：造成肾虚的后天因素也同样不容忽视，而且后天因素甚至比先天因素更为重要。先天肾虚的人毕竟占少数，而大多数男性都是由于现代生活压力大，饮食习惯不科学等后天因素，慢慢加入"肾虚"阵营的。

◎ 你是属于哪种类型的肾虚

肾阴虚 中医把"肾阴"也叫作"真阴"、"元阴"、"肾水"，主要是指肾脏的阴精，肾阴的主要作用是滋养脏腑，它是人体阴液的根本。在临床上，肾阴虚是最为常见的。肾阴虚的人容易出现面色苍白或发黑、腰膝酸冷、四肢发凉、精神疲倦、浑身无力、失眠多梦。当我们人体得不到肾阴的充分滋润，往往表现出一些类似上火的现象，容易出现虚热、口干舌燥、舌质少津无苔、手脚心发热、心烦、盗汗等现象。男性肾阴虚最为突出的症状为：阳痿、早泄、性欲减退、大便不成形、小便频数、清长、夜尿多或尿如脂膏、头晕目眩、耳鸣等。

肾阳虚 "肾阳"也称"真阳"、"元阳"、"生命之门"，主要是指肾的阳气。而肾阳的主要作用是温养脏腑，它是人体阳气的根本。肾阳与肾阴相互依存，两者的结合得以维持人体的生理功能和生命活动。肾阳是男性一身阳气的根本，如果肾阳虚，整个身体阳气的温煦作用会减弱。男性的主要表现为：遗精、早泄，失眠健忘，口咽干燥，烦躁不安，动则出汗，午后颧红，形体消瘦，小便黄少，舌红、少苔或无苔等。

男人补肾的七大误区

误区一：把男性的"难言之隐"看成一种孤立的症状

肾虚这个字眼在很多男人眼里是一个很可怕的东西。由于肾虚往往出现在男性性功能疾病的前后，如腰膝酸软、神疲体倦、头晕耳鸣、胸闷气短、失眠健忘、尿频尿急、肢体冰冷、畏寒等，所以很多男性认为肾虚就是男性性功能障碍，因而盲目地补肾。其实不然，要解决男性的"难言之隐"首先要解决上述病症，不能单一补肾，否则的话，补肾只会越补越虚。

误区二：肾虚不是病，只需调理调理就行

很多男性都会有这样一种想法，大部分男人都会有或轻或重的肾虚，没关系，只要稍微调理一下身体就行，这个想法是完全错误的。

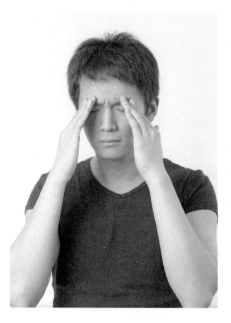

作为社会中坚力量的男性来说，面对当今社会快节奏的生活和工作，经常加班、出差、失眠、疲劳、精力不济等，各种肾虚症状也自然会随之而来。很多男性在这种情况下，一般会置之不理；稍有点自我保护意识的男性也只是暂时停下手中的工作，稍作休息，一旦觉得情况有所好转，就会继续投入到工作中去。但是，肾虚是一种病，是病的话就应该去医院，接受医生的治疗。只有经过正规的治疗，才能彻底解决肾虚给男性带来的困扰，否则情况只会越来越差。

误区三：阳痿就是肾虚

绝大多数的男性认为阳痿就是肾虚，有的甚至自己乱服补肾药，导致阳痿久治不愈。其实，阳痿在临床辨证中有多种，肾虚只是其中的一种，但阳痿不一定就是肾虚引起的。

临床上最常见的阳痿是功能性阳痿，多由精神因素、心理因素引起神经系统的生理发生变化而致，与肾虚的关系并不大。而很多患者

对待阳痿的做法都千篇一律地采用补肾壮阳疗法，这样往往达不到治疗效果，而且还会产生很多副作用，出现口舌生疮、牙龈出血、口干舌燥等症状。长期大量服用壮阳药，会抑制男性性腺的兴奋，也会使男性前列腺肥大，严重者甚至出现前列腺癌变。

误区四：体弱就是肾虚

肾为人体生命之根，内藏元阴元阳，主骨生髓，藏精，故古人称肾为"先天之本"。肾气不足，自然会造成体质下降，腰膝无力。但是，引起体质虚弱的原因很多，如脾胃受损，肺气亏虚，肝血不足，心阴亏耗等。体弱从中医的角度讲，为虚症，但这并不等于肾虚。

误区五：肾炎就是肾虚

肾炎种类很多，按病理类型划分，常见的有肾小球肾炎和间质性肾炎；按发病时间划分，有急性肾炎与慢性肾炎。如果得了肾炎却不及早治疗，"病久伤及肾"就会出现肾虚。因此，如不幸患肾炎，并不等于肾虚，不必乱找补肾药，如果肾炎没有治好就随便乱吃补肾的药，不仅不会缓解病情，还会适得其反。

误区六：怕冷就是肾虚

肾主一身之元阳，人体一身之阳气，非肾阳不能发。因此，肾阳虚的患者一般都会觉得怕冷，四肢身体发凉，小便清长。但是怕冷畏寒，又分为两种情况，即中医所说的"表证"与"里证"。"表证"患者的阳气不能散发到我们人体的体表，不能使我们觉得暖和；而"里证"有脾阳不足和肾阳不足两种原因。脾阳不足的人主要表现为腹部怕冷，消化不良，吃饭不香，腹胀，拉清便等；肾阳不足的人主要是腰膝怕冷，同时伴有夜尿频长。因此，怕冷并不是肾虚，不可全归于肾虚。

误区七：腰痛就是肾虚

无论是肾阴虚还是肾阳虚，都会引起不同程度的腰酸背痛，但是并不是所有的腰酸背痛都与肾虚有关。

我们生活中所遇到的一些腰痛，比如椎间盘退变、慢性腰肌劳损引起的腰痛，用补肾壮阳的药物进行治疗的确能起作用。但对于患有腰椎结核、腰椎化脓性感染、强直性脊柱炎等湿热症的病人来说，用补肾的方法来治疗的话，病情就会加重。因为补肾的药大都属于温热药物，温热药物对湿热病症不会"以毒攻毒"，相反，只会是"毒上加毒"。

引起腰痛不仅仅是因为腰部骨关节、肌肉组织的病变，腰部附近的内脏如果出了问题，也同样会引起腰痛，腰痛只是一种症状，我们不能把肾虚当作是腰痛的"罪魁祸首"，而应该综合我们身体各方面的情况进行诊断。

◎ 肾虚，药补不如食补

中医认为肾有阴虚、阳虚、精虚、气虚的不同，补肾就有补肾阳、滋肾阴、益肾气、填肾精等不同的途径和不同的用药方法。然而在当前却有一种错误倾向，即保健品中以补虚为主，补虚以补肾为主，补肾又以补肾阳为主，导致补肾壮阳的药品被滥用。

滥用保健品和中药材补肾会造成一些不良后果。因此，要奉劝男性朋友的还是一句老话：药补不如食补。追求健康、调理肾虚症状，要在饮食营养、调节生活规律和体育锻炼上多下功夫，不要滥用"保健品"。

◎ 补肾应注意健脾养胃

在对肾脏进补的时候，我们也会发现，男性通常补肾阳虚和肾阴虚两种病症，但是这两种补药很容易伤到脾胃，使得进补的男性的消化吸收都相应变差。脾胃功能的减弱必定会减弱补肾的效果。因此，男性在进补前，最好加强脾胃功能，这样能加强我们补肾的效果，而且可以防止补而无效甚至反而加重脾胃疾病。健脾、和胃、化食是男性补肾的关键。

◎ 肾虚应该吃什么

很多食物都具有补肾、益精、助阳的功效，这些食物对维持和提高肾功能都有很大的帮助。中国现存最早的一部药学专著《神农本草经》中，就记录了30余种补肾食物，如红枣、芝麻、蜂蜜、葡萄、莲子、山药、核桃等，均有补肾益精的功效。历代中医书籍中还提出羊肉、动物睾丸和鞭类，都有温阳益肾的功效。

中医理论利用现代科学技术，对常用食物做了大量研究，指出了一些具有强精健肾功能的食物，如山药、鳝鱼、银杏、墨鱼、紫菜、牡蛎、海参等，这些食物中含有较多的精氨酸，而精氨酸是形成精子的主要成分。含有精氨酸的食物还包括冻豆腐、海产鱼、豆腐皮、花生仁、核桃仁、芝麻等。

现代营养学研究还表明，多吃豆类、蔬菜也能补肾强身。这些豆类蔬菜包括扁豆、刀豆、豌豆、豇豆等。大部分人只知道它们含有较多的优质蛋白和不饱和脂肪酸，矿物质和维生素含量也高于其他蔬菜，却不知道它们还具有重要的药用价值。中医认为，豆类蔬菜的共性是性平，有化湿补脾的功效，对脾胃虚弱的人尤其适合。其中豇豆是我们最常吃的食物了，它具有调理身体的作用，可以充分保证我们的睡眠，还能治疗呕吐、打嗝等不适症状。

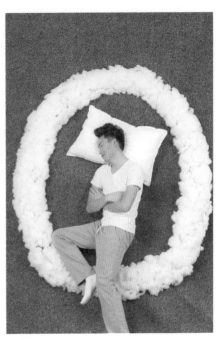

◎ 肾虚应忌口

肾虚的男性一定要饮食清淡，少吃大鱼大肉，避免暴饮暴食。少食以下食物：荸荠、柿子、生萝卜、生黄瓜、生红薯、西瓜、甜瓜、洋葱、辣椒、芥菜、丁香、茴香、胡椒、薄荷、莼菜、菊花、盐、酱油。另外，还要戒烟、忌酒。

◎ 春季，调养肾的最佳时期

春天也是肾功能不佳患者进行调理的最佳时期，再加以注重生活、饮食、卫生等方面的调理的话，对肾功能的恢复有莫大的帮助。

春天需要多食用一些对肾有益的食物，比如动物肝脏、胡萝卜、冬瓜、番茄、干果类等，这些食物含有丰富的蛋白质、维生素、锌等营养素。同时要注意调节食物的酸碱性，有意识地食用牛奶、豆制品、萝卜、土豆、南瓜、西瓜、香蕉、苹果等偏碱性的食物。水分较多的水果、蔬菜也要多吃，保证每天的饮水量为1200毫升到1500毫升。

在春季，男性应该积极锻炼身体，增强自身的免疫力，按时作息，按时大小便以利于排毒，尽量避免过于劳累。年龄较大或者曾患有肾脏疾病的人要少去公共场所，减少被感染的机会。

阳痿的饮食疗法

阳痿的治疗除了借助药物调理外，消除心理因素、节房事、多锻炼提高身体素质也是必不可少的。功能性障碍者，一般通过心理治疗，再配合以食疗，大部分都能收到很好的效果；阳痿患者的饮食调配应遵循温肾补胃、益精壮阳的原则，宜多用一些具有强精、益肾和壮阳功效的食物，比如泥鳅、海产品、鹌鹑肉、麻雀肉、鹿肉、动物内脏、蛋、韭菜、茴香、核桃、巧克力等。

此外可选用一些具有很好的补肾壮阳作用的药膳，如海马泡酒、双鞭壮阳汤等，坚持服用定会取得较好的效果。

早泄者的日常饮食

早泄者除了通过药物和物理方式治疗外，平时的膳食养生也需特别注意。中医认为此症是由于性欲过度，致损伤精气，命门大衰；或思虑忧郁，损伤心脾；或恐惧过度，损伤肾气所致。采用温肾壮阳的食疗法，可取得较好的疗效。

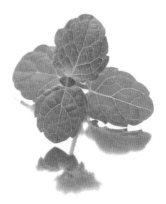

心肾不交，阴虚火旺的男性，应选择具有滋阴降火作用的食物。勿食葱、姜、蒜、辣椒、丁香、茴香、羊肉、狗肉以及烟酒等辛辣香燥、温热助火之品。

手淫等导致肾亏的男性，应选择具有补肾固精、收敛止遗作用的食物，勿食田螺、柿子、瓜类、绿豆、生萝卜、竹笋、荸荠、豆腐、金银花、薄荷、莴苣、牡蛎等性寒凉的食物。

◎ 急慢性前列腺炎的饮食调理

前列腺炎在食物的选择上应以清凉、清补食品为主。忌食或少食煎炒油炸、辛辣燥热之物；多饮水，不憋尿，以保持尿路通畅，并有利于前列腺分泌物的排出。

增加植物性食物　植物性食物中有些化合物可以保护前列腺，特别值得推荐的是番茄红素。番茄红素存在于番茄、杏、葡萄柚等红色蔬果中，可以保护细胞中的DNA不被氧化。另外，在玉米、菠菜和其他深绿色蔬菜中的玉米黄素和黄体素也有这种保护作用。还有一种叫槲皮黄素的黄酮类化合物对前列腺也具有养护作用，可以从苹果、洋葱、茶和红葡萄酒中补充。

减少油脂摄取量　世界各国的研究报告都一致指出，饮食中的高动物性油脂是导致患前列腺癌的一个重要危险因素，建议降低油脂摄取量。

补充营养素　对保护前列腺特别有用的营养素包括维生素D和维生素E，以及微量元素硒。人体维生素D含量高，则前列腺病变风险就低，蛋黄、牛油、肝、鱼油为维生素D的较佳来源。已知葵花籽、南瓜子、菜籽油、红花籽油和玉米油为维生素E的较佳来源，维生素E和番茄红素并存时可以阻滞前列腺疾病的恶化。各种天然食品大多含有硒，以肉类为较佳来源；维生素E和硒是抗氧化剂，可以保护前列腺附近的细胞免于受伤。

◎ 让男人远离高脂血症

血脂总量或某些血脂成分，如胆固醇、甘油三酯在空腹条件下测定值高于正常值时，称为高脂血症。高脂血症有原发性和继发性两种。原发性高脂血症，有遗传因素的家族性高脂血症，也有因饮食习惯、营养因素、生活习惯等环境因素引起的；继发性高脂血症主要继发于某种疾病，如常见的是糖尿病、肾病综合征、慢性肝病、甲状腺功能过低、肥胖症等。高脂血症病人由于血浆中脂蛋白水平升高，血液黏稠度增加，血流缓慢，血氧饱和度降低，临床表现为头昏、头痛、健忘、倦怠乏力、四肢麻木等。

患高脂血症者多由于摄入过多的含脂肪或含胆固醇的食物所致，尤其是食用含饱和脂肪酸过多的食物容易得高脂血症。患高脂血症者大多为40岁以上的男性，这个年龄段的人本来体内的血脂越来越高，如果再久不锻炼、应酬过多和生活无规律，就容易得高脂血症。此外，长期紧张、苦闷，吸烟、饮酒过量的男士以及患有糖尿病、甲状腺机能减退、肝病、肾病、中风、肥胖的男性也易患高脂血症。

脂肪肝——中年男人的头号健康杀手

脂肪肝是指脂肪在肝脏细胞内部存积过多所形成的一种疾病。据调查，中国30～40岁的城市中青年男性中，约有1/4被确诊患有脂肪肝。脂肪肝是破坏肝功能的头号杀手，脂肪肝患者平均寿命要比正常人缩短4～10年。

随着工作压力的加大，社会竞争的激烈，年轻的上班族男性不仅生活没有规律，而且经常大量饮酒；一些中年男性也出现了肥胖或营养失调的症状。脂肪肝前期，没有自觉症状，有些人会觉得右上腹部有点儿不舒服或疼痛，有些人因为伴随部分肝功能不好，会觉得有一点疲倦、食欲缺乏；严重时，生理状态会发生很大的变化，并由此引发多种疾病，如肝炎、肝硬化、肝癌、高脂血症、糖尿病、高血压及心脑血管疾病。脂肪肝患者脂代谢失调，血液中甘油三酯高并且常伴有高脂血症，血液黏稠度增加，促进动脉粥样硬化的形成，容易导致心肌梗死而猝死。

脂肪肝如何进行饮食调养

轻中度脂肪肝是可逆性的病变，早期诊断与及时的治疗一般可恢复正常。治疗重点包括去除病因、调整饮食、减肥、给予降血脂药物等。脂肪肝患者的饮食调养应注重以下原则：

1.控制热量摄入，以便把肝细胞内的脂肪氧化消耗。肥胖者应逐步减肥，使体重降至标准体重范围内。

2.蛋白质可稍高，每天可摄入90～100克蛋白质，蛋白可保护肝细胞，并能促进肝细胞的修复与再生。同时也可减少脂肪和碳水化合物的摄入。蛋白质的供给中，优质蛋白质应占适当比例，例如豆腐、腐竹等豆制品、瘦肉、鱼、虾、脱脂奶等。

3.保证新鲜蔬菜，尤其是绿叶蔬菜的供应，以满足机体对维生素的需要。

4.限制脂肪的摄入量，按标准体重计算每千克体重每天可摄入脂肪约为0.5~0.8克，宜选用植物油或含长链不饱和脂肪酸的食物，如鱼类等；限量动物油脂，不吃煎炸食品。

5.少食甜食及含糖量较高的蔬菜、水果，如巧克力、甜点心、胡萝卜、土豆、芋头、山药、粉条等。

6.控制食盐量，每天以不超过6克为宜。

7.适量饮水，以促进机体代谢及代谢废物的排泄。

8.多吃含有甲硫氨基酸丰富的食物，如小米、莜麦面、芝麻、油菜、菠菜、菜花、甜菜头、海米、干贝、淡菜等食物，可促进体内磷脂合成，协助肝细胞内脂肪的转变。

9.忌酒精及嘌呤高的食物，如酒类及肉汤、鸡汤、鱼汤等含氮浸出物高的食物。

10.及时补充对治疗肝病有益的各种维生素和矿物质，特别是富含叶酸、胆碱、肌醇、烟酸、维生素E、维生素C、维生素B$_{12}$、钾、锌、镁等的食物和产品，以促进和维持正常代谢，纠正或防止营养缺乏。

◎ 拒绝过早"聪明绝顶"

根据起因不同，脱发大致可分为四种类型：脂溢性脱发、神经性脱发（斑秃）、疤痕性脱发和疾病或治疗疾病而引起的脱发。从事紧张复杂脑力劳动的男性，精神压力大且大脑消耗能量极大，容易出现脂溢性脱发，据统计，现在中青年男性中脱发者有增无减。如今，如何日常合理地护发与养发，已成为所有脱发者、爱美人士及成功男士关注的问题。

从头发护理开始

可每日早、中、晚各梳头10次，边梳边按摩头皮；梳头时最好用木梳或牛角梳，头发湿润时不要梳头，以免损伤发质；不用尼龙梳子和头刷，因为尼龙梳子和头刷易产生静电，会给头发和头皮带来不良刺激。

勤洗发可除去灰尘、止头痒，有利于头部皮肤的呼吸，以每周洗发4～5次为宜；最好不要用太烫的水洗发，洗发用品宜选用优质洗发液，不宜用脱脂性较强的洗发剂；洗发的同时需边搓边按摩，既能保持头皮清洁，又能使头皮活血。

要慎重使用吹风机，吹风机吹出的温度达100℃，会破坏毛发组织，损伤头皮。

消除精神压抑感

精神状态不稳定，每天焦虑不安会导致脱发，压抑的程度越深，脱发的速度也越快。男性生活越是紧张，工作越是忙碌，脱发的机会就会越高。因此，经常进行深呼吸、散步、做松弛筋骨的体操等，可消除当天的精神疲劳。

戒烟、限酒和合理饮食

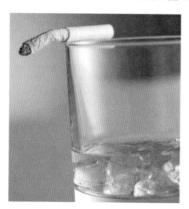

脱发、白发多因精血不足、营养匮乏所致，可多吃些富含铁、钙和维生素A以及对头发有滋补作用的食物，如牛奶、水果、蔬菜和蛋白质含量很高的鱼、瘦肉和家禽等。

◎男人更年期不容忽视

男人到了45岁～65岁期间，雄性激素分泌量往往会减少，会出现睾丸功能衰退和萎缩，从而引起生理和心理产生变化，这就是男性更年期。男性的更年期不像女性那样有明显的生理变化，发病慢、症状也较轻，因此经常容易被忽略。中医体质学上认为更年期是人体质由盛转衰的转折点，因此男性更年期也不容忽视。

男人进入更年期时，生理上开始出现头晕胸闷、心悸气短、头痛、四肢发凉的现象；精神上容易烦躁不安、神经过敏、急躁、爱发脾气、倦怠、有压抑感，记忆力、思考力和集中力减退，有不安或恐惧感，孤独、缺乏自信心等。

更年期的男性性功能开始减退，性欲淡漠，出现阳痿，早泄，生殖器官老化，常夜间尿多，尿频或残尿感等现象；皮肤也开始老化，脸部皱纹最早出现，接着颈部、手脚的皮肤，也会日渐松弛，下垂；骨骼会逐渐老化，骨骼组织将加速流失，使骨骼中海绵状小孔增多，导致骨骼软化，出现肋间肌萎缩、驼背等现象。另外，更年期的男性容易脂肪代谢紊乱，造成脂肪堆积，如啤酒肚、动脉粥样硬化等。

如何通过饮食来延缓毛发老化

毛发主要成分是角蛋白，含有多种氨基酸及几十种微量元素。若机体缺铁和蛋白质，头发就会变黄及分叉；缺植物油、维生素A、蛋白质、钙和碘时，头发会发干、无光泽、易折断。缺B族维生素时会出现脂溢性皮炎及头发脱落现象。脱发男性要从以下几个方面进行食补。

补充铁质 经常脱发的人体内常缺铁。铁质丰富的食物有动物肝、血、瘦肉、黄豆、黑豆、蛋类、带鱼、虾、菠菜、鲤鱼等，多食用可促进头发生长。

补充碘质 头发的光泽与甲状腺的作用有关，补碘能增强甲状腺的分泌功能，有利于头发健美。可多吃海带、紫菜、裙带菜、牡蛎等含有丰富钙、钾、碘等物质的食品。

补充植物蛋白和含硫蛋白 头发干枯、发梢分叉，可以多吃大豆、黑芝麻、玉米、鸡蛋、牛奶、瘦肉、豆类、鱼贝、酵母等食品。

多食富含维生素A、维生素E和B族维生素的食物 维生素有预防白发、抵抗毛发衰老和促进头发生长的作用。例如麦片、花生、豆类、香蕉、酵母、蜂蜜、蛋类、猪肝、胡萝卜、黄瓜汁、菠菜、小白菜、韭菜、西蓝花、空心菜和茴香等食物中维生素含量丰富。

少食对毛发生长不利的食品 脱发及头发变黄的因素之一是因为长期过量食用纯糖类和脂肪类食物，使体内代谢过程中产生酸毒素。所以要少吃肉类、纯淀粉类甜食、糕点、快餐食品、碳酸饮料、冰淇淋等过凉饮料或过凉食物也要少吃。

痔疮与饮食

便秘是诱发痔疮的病因之一，从预防的角度讲，保持大便通畅，调整饮食可以有效地预防痔疮，减轻痔疮症状，减少痔疮复发的次数。患有痔疮的男性，多食富含食物纤维的食物，能够起到吸收水分、增加便量、软化粪便等功效，有助于排便，而且食物纤维能够防止粪便中的有害物质被直肠吸收，能够预防直肠癌。纤维素含量高的蔬菜和水果有：芹菜、菠菜、大白菜、韭菜、黄花菜、茭白、番茄、香蕉、苹果、杏等，特别是干果核桃仁、花生仁、芝麻等都具有增加胃肠蠕动、润肠通便的作用，能改善便秘状况。可常食红小豆、槐花、黑芝麻、肉苁蓉、胡桃肉、竹笋等。注意以下事项：

减少肉类、动物脂肪、酒精的摄取；勿食辛辣刺激性食物，如花椒、肉桂、茴香、芥菜等；勿食燥热、肥腻、爆炒等助热上火的食物；勿食发物、烟酒；饮食不宜过多、过饱，夏天多饮盐开水，以免因大便干燥而加重痔疮。

◎ 男人更年期该怎样呵护

更年期的男性脂肪和体重容易增加，因此在饮食方面，要减少食用含糖量过高的食物，宜多吃含蛋白质、钙质和多种维生素的食物。鸡、鱼、兔肉易于吸收，可适当食用；豆类及豆制品含有大量植物性蛋白质和人体必需的微量元素，可多食；新鲜蔬菜、水果可提供大量维生素，应多吃；晚餐不要过饱。总括来说在饮食方面应以低盐、清淡、荤素搭配适度为原则，并以新鲜为主。

吸烟和酗酒对身体害处多多。吸烟能破坏维生素，从而影响矿物质的吸收和损伤人体器官健康，加重更年期的症状；并且烟气中含有大量的致癌物质和其他有害物质，可破坏人们的免疫系统，会增加男性更年期提早发生的风险。吸烟和酗酒也会影响造骨细胞的活性，易患骨质疏松症。

专家指出，快进入更年期的男性最好能学一些更年期的常识，了解自己生理和心理发生的变化，然后泰然处之。已经步入更年期的男性应当注意心理调适。首先以静制动，保持平和的心理状态，消除不必要的紧张；其次，要学会制怒，"怒伤肝"，也会给周围的人带来不和谐的氛围，于己于人都不益；再次，应及时进行心理宣泄。另外，处于更年期的男性如果正好遇上配偶也处于更年期时，夫妻间要互相体贴、安慰、及时沟通，这些有助于夫妻携手，共同顺利度过更年期。

更年期男人饮食调理

改善增强性腺功能的食品

对于出现性机能衰退、性欲减弱的更年期男性而言，在日常生活中，要多吃一些能改善增强性腺功能的食物，可以从根本上减轻男性更年期的各种症状。羊肉、牛肉、虾等具有强筋骨、益精血的作用，麻雀、韭菜、核桃等能改善和增强性腺功能，可将上述食物做成药膳，如：羊肉肉苁蓉粥、肉苁蓉清炖羊肉、杜仲爆炒羊腰、冬虫夏草清焖鸭、虾炒韭菜、核桃仁炒韭菜、麻雀粥、人参酒等，可以有效地改善并增强性功能。

有助于改善神经功能和心血管功能的食物

改善神经系统和心血管功能的食物有：羊心、猪心、山药、核桃仁、红枣、龙眼、桑葚、茯苓饼、参枣饭、桑葚蜜膏、核桃仁粥、糖渍桂圆、玫瑰烤羊心等。实践证明，以上各种食物对治疗头痛、头晕、乏力、心悸、气急、手足发凉发麻等症都有较好的效果。摄取富含维生素C、维生素E及B族维生素的食物，可以加强免疫能力，促进血液循环，改善面部潮红的频率，减轻沮丧、情绪不安、倦怠等症状。

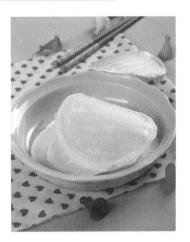

注意膳食平衡

男性进入更年期阶段，要保证全面的营养，每天要补充蛋白质、维生素，以及蔬菜、水果、牛奶等，应常吃鱼、肉以补充氨基酸。一些营养专家还指出，男性进入更年期时，每天可搭配以下五种食物：薏米、黄豆、山药、牛蒡及蜂王浆。每天早上喝一杯蜂王浆；也可将薏米和山药加上地瓜等煮成粥，作为每日早餐；每天饮少量红酒，有助于血液流通，有利于身心健康。同时也要注意控制饮食，避免营养过剩。

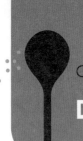

Chapter 03

中老年人这样吃，健康长寿养天年

每餐只吃八分饱，少吃多餐健康到老

老年人由于活动减少，身体的代谢减慢，热能的需要量比青壮年减少，60岁时减少热能10%，80岁时要减少30%，也就是年龄越大，所需要的能量越少。

老年人的消化能力低，每餐进食过多会减弱消化功能。提倡每天少食多餐，最好保持一天四餐，按照自己的饮食习惯和营养需求对餐次进行合理安排，每餐少吃一些，比较胖的人要吃八分饱，消瘦的老人也不要吃到让胃感觉很撑。

大量研究证明，少食多餐可以有效减少餐后胃肠道的负担，使餐后血糖的升高更趋平稳，减少糖尿病的发生和其他慢性疾病患者，包括胃肠道疾病、肾脏疾病、代谢综合征等都是有益的。

特别要说明的是，四餐即在正常一日三餐之外，有一加餐；总量不变，就不至于引起能量"额外"增加。能量没有"额外"增加，就不会导致体重增高，也就不会"发胖"。而少量多餐可以有效消耗体内多余的脂肪。

荤素搭配，保证食物松软易消化

合理的膳食要求每餐做到荤素搭配，其目的在于：保证每餐中都含有蛋白质、脂肪、糖类、矿物质和维生素等均衡营养素。完全素食的老年人每餐要有大豆制品，半素食者要有牛奶或鸡蛋。人体需要的多种营养素，每天要通过十几种食物，才能满足营养要求，我们不能片面地看待某一种食物。但有不少老年人对合理膳食却存在了一些错误的认识，如片面地认为多吃鱼、肉类、牛奶、鸡蛋等就能使身体健康，不重视吃大豆制品中所含的植物蛋白。现代科学研究发现，经常食用大豆制品、蔬菜、海鲜、肉类等多种食物的老人，其健康程度明显高于以米饭、面包为主食，少吃动物蛋白和脂肪的老人。有的老年人则认为肉类、蛋类动物性食品会增加血胆固醇，易得高血压、冠心病，甚至连鸡蛋也不敢吃。其实胆固醇是人体不可缺乏的物质，细胞膜的组成和某些激素（如性激素）的合成都需要它，老年人身体的胆固醇含量也不能太低。

老年人的合理膳食还需要包括一些松软易消化的食物，不仅要在挑选食物上，更要在烹调上重视，才能达到要求。烹调的目的在于改变食物的形状，达到食物的初步消化。少食用油炸、油煎的食品，这些食品的做法在食物的表面形成了较坚硬的外壳，食入胃内有碍于消化酶的接触，影响食物的消化。老年人饮食在软烂易消化的基础上还需食物的品种多一些，不要偏食，多种食物搭配食用，才能保证营养的平衡。

◎ 低糖、低脂，才能血液通畅

在我们的饮食中所摄入的营养物质要有一定的量和一定的比例。如蛋白质占热量的15%，脂肪占热量的25%左右，糖类占热量的60%左右，含有这种比例的饮食，不仅适合机体对营养物质的吸收和利用，而且有利于老年人的健康与长寿。

现在的美食种类非常丰富，高糖和高脂肪的各类蛋糕、饼干和餐馆中高油高脂的美味佳肴对人很有诱惑力，尤其一些老人觉得能吃能喝，没有病就是身体好的体现，长期不注意饮食带来的是心血管疾病的发病率不断升高。

高糖、高脂肪的食品是引起肥胖的主要饮食因素，这些食品会使血液中的脂肪含量快速增高，使血液的黏稠度增加，黏稠的血液在血管中的流速是减慢的，在血管壁上很容易形成斑块，使血管变得更加狭窄，严重时还会发生堵塞，堵在心脏便是心肌梗死，堵在头部便是脑梗死，都能危害人的生命。黏稠的血液还影响营养物质在血液中的运输，影响营养物质在细胞间的交换，影响机体的代谢产物从肾脏迅速地排除。

所以，在平时的饮食中，少吃过甜的食物，不吃油脂多的食物，是保持血液"清爽"的前提，血液畅通了，细胞得到了营养物质的补充，代谢的废物排出了体外，身体便健康了。

◎ 每天吃粗粮，健康到天年

除精白米和面以外的谷类都称为粗粮，包括小米、玉米、高粱、燕麦等。

现阶段高血压、心脏病、糖尿病、痛风等与饮食有关的疾病发病率不断上升，与生活方式的改变有很大关系。按自己的偏好吃饭，食物过于精细，是导致代谢疾病的原因之一。

1.谷类食品从谷粒的营养成分的分布看，蛋白质、维生素、矿物质、食物纤维主要集中在谷粒的外层，加工越精细这些营养物质丢失得越多，所以全谷类食品比精细的谷类食品的营养价值高。

2.粗粮和细粮所含的营养成分有所不同，粗粮的食物纤维含量高，含的维生素B_2和胡萝卜素也高。

所以提倡老年人的主食中要有粗粮或者全谷类食物，坚持粗细搭配的膳食配伍原则，长期坚持可以预防代谢性疾病，防止老年便秘，预防肠道癌肿。老年人只要消化能力许可，每天要适当吃一些粗粮。

◎ 决定长寿的四大就餐好习惯

1.愉快进餐：进餐环境对每个就餐者来说是十分重要的，不要小看进餐时的氛围，愉快的进餐环境，胃的黏膜表现为粉红色，胃分泌的胃蛋白酶、胃液充分，食物在胃中得到很好的消化；生气、抑郁时胃黏膜变为苍白色，表示胃部的血管收缩，各种消化酶分泌减少。

2.吃饭要专心：有些老人边看电视边吃饭不可取，电视中的剧情很容易对老人造成影响，或悲、或喜、或忧、或怒这些情绪都会通过大脑影响到胃肠系统。

健│康│关│照

▶▶ 喝什么样的水，有利老年人的健康

水中的矿物质是以溶解的离子形式存在的，容易被人体吸收，所以水是人体摄取矿物质的重要途径之一，而纯净水无法为人体提供矿物质，所以不能长期饮用，尤其对患有高血压的老年人非常不好。对老年人而言，最理想的饮料是$20 \sim 25℃$的凉开水。

3.进餐时要细嚼慢咽：有利于食物在口腔中咀嚼成食糜团，便于吞咽和在肠道进一步的消化。

4.饭后要漱口：每餐饭后要及时漱口，将食物残留物从牙缝隙中清除，防止酸性物质对牙齿的腐蚀。这些就餐习惯对于保护牙齿，保证胃肠功能有很重要的作用。

◉ 应避免的不良就餐习惯

吃饭时喝浓茶。饮茶在中国已有几千年的历史，因为茶有止渴、提神、利尿、解油腻等功效。现代研究证明：茶中含有鞣酸、茶多酚、叶绿素、微量元素等400多种成分，茶能促进脂肪的代谢，增加消化液的分泌量，促进食物消化吸收。经常饮茶，能够降低血脂，增加血管弹性，防止动脉硬化，降血压。浓茶中含有大量的咖啡因，有兴奋神经的作用，晚餐时喝茶影响夜间的睡眠；茶中的鞣酸和铁、钙形成不溶性的盐，阻碍钙和铁的吸收，同时影响蛋白质的吸收。

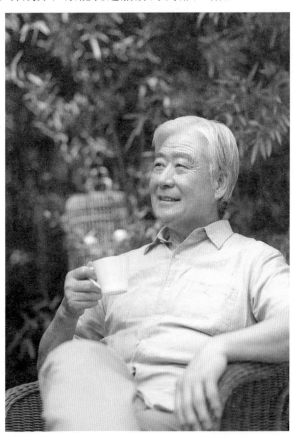

米饭用汤泡着吃不利于消化液与食物的接触，影响食物的消化与吸收。

老年人胰脏功能减弱，水果含有大量的易吸收的糖类，饭后立即吃水果容易使进餐后的血糖增高。

人体会根据需要进行自我调节，饭后洗澡使原本用于消化道的血液分散于皮肤，妨碍营养物质在肠道的消化和吸收。

饭后马上进行运动，对于各种年龄的人都不适合，更何况是老年人。运动会使空气进入消化道，久而久之会引起胃肠道的疾患。

老年人都需要补充蛋白质粉吗

老年人消化能力减弱，蛋白质的吸收受到影响，蛋白质在体内的利用率下降。需要增加蛋白质的摄入，如果吃进去的蛋白质数量不足，比身体自然分解的蛋白质少，就会发生负氮平衡。

现在有些老年人为了增强体质，每天除了正常的食物外，额外补充一些蛋白粉。蛋白粉是从大豆和牛奶中提取的蛋白质，有些还添加了矿物质和维生素，是营养价值很高的营养补充剂。奶、鸡蛋、鱼、鸡、肉类和主食是食物蛋白的主要来源。

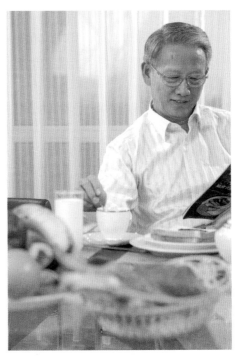

老年男性每天饮食：牛奶250毫升，鸡蛋1个，肉类（包括鱼）150～200克，豆制品50克，主食300克左右，老年女性适当减少，就能够达到中国营养协会推荐量：男性75克、女性65克蛋白质的要求，就不需要额外补充蛋白粉。因为过多的摄入蛋白质会加重消化道、肝脏、肾脏的负担，尤其有肾脏疾病的老年人，蛋白质摄入量要适当，不能因为有尿蛋白就补充蛋白粉，这不仅不能达到强壮身体的作用，还会对肾脏造成更大的损害。

如果老人进食少或身体的各种机能出现异常，每天摄入的食物不能够满足身体需要，就需要额外补充，具体需要补充多少，要根据老年人的个体情况而定。

老年人对糖类食品的选择

在糖类的庞大家族里，有单糖、双糖和多糖，我们所吃的食物除肉类、蛋类、油脂类不含糖类之外，其他的食物或多或少都含有糖类，而且不同的食物所含的糖类也不同。

老年人由于动脉硬化，脂肪的摄入量减少，相应地糖类的量应适当增多。既要保证热能的需要，又不能增加胰脏的负面效应，糖类的选择显得尤为重要。

食物中的糖类有单糖、双糖和多糖。多糖要经过各种消化酶共同作用，才能逐步地分解成能够被肠黏膜吸收的单糖；而对有些多糖体内不存在消化它们的酶，所以不被消化，这些不被消化的多糖就是食物纤维。而单糖和双糖不需要消化酶就能够被肠黏膜细胞吸收，很容易引起血糖的波动。

老年人应选择含多糖的淀粉类食物，如大米、白面、玉米、高粱、薏米、山药等。在这些食品中，粗杂粮的食物纤维要多于大米白面。粗纤维食物富含膳食纤维，能有效增强肠道的蠕动，降低老年人发生便秘的概率。在含单糖和双糖的食物中要选择同时含有食物纤维的水果，尽量少吃只含有单糖或只含有双糖的糖果、巧克力、糕点、甜饮料等。

◎ 不同的脂肪酸对老年机体的影响

食物中的脂肪是由三个脂肪酸和一个甘油组成的。脂肪酸又分为三种：饱和脂肪酸、单不饱和脂肪酸、多不饱和脂肪酸。猪、牛、羊等家畜脂肪和肉中含有较多的饱和脂肪酸；植物油和坚果中含有较多的不饱和脂肪酸，深海鱼中的DHA、EPA是多不饱和脂肪酸。

不同的油脂脂肪酸所占的比例不同，各自都有其生理的作用。这三种脂肪酸的比值在1∶1∶1时，对人体比较有利。

饱和脂肪酸和血中的胆固醇结合后，会在血管壁上沉积，造成动脉硬化。不饱和脂肪酸和血中的胆固醇结合不会在血管壁停留，还会把血液中的胆固醇带到肝脏代谢，有防止动脉硬化的作用。多不饱和脂肪酸能够增强记忆，防止动脉硬化的作用更强，但不饱和脂肪酸容易被氧化，其氧化脂质同样会损伤血管。

所以老年人最好不要吃肥肉，要有节制地吃瘦肉类，动物的瘦肉中也含有脂肪，这些肉眼看不见的脂肪占瘦肉的16%～20%。炒菜用的植物油也不要过多，每天15～20克就能满足需要。每周最少吃两次鱼，最好是深海鱼。

◎ 老年人需要补充的B族维生素

B族维生素是水溶性的，摄入多时会随尿液排出，所以体内没有储存，在摄入少的情况下很容易出现缺乏。B族维生素有维生素B_1、维生素B_2、维生素B_6、维生素B_{12}、烟酸、叶酸等。

由于食物中含有的维生素不同，老年人以植物性食物为主，易缺乏维生素B_2、叶酸、维生素B_{12}。

老年人对维生素B_1利用率降低。维生素B_1主要参与糖类的代谢，缺乏时会出现头痛烦躁、心慌气短、下肢水肿等病变。

维生素B_2参与蛋白质、脂肪、糖类的代谢。如果维生素B_2缺乏，三大物质的代谢速度就会受到影响，出现口舌溃疡、脂溢性皮炎、阴囊炎等。

维生素B_6主要参与氨基酸的代谢，主要存在于动物性食品之中。以素食为主和慢性肝病、经常饮酒的老人容易缺乏，缺乏时会出现精神抑郁和情绪容易激动。

维生素B_{12}和叶酸在红细胞成熟过程中起重要作用。如果摄入不足则红细胞的生成和成熟过程受影响，发生贫血。

烟酸在蛋白质、脂肪、糖类代谢中的作用与维生素B_2相似，有增加胰岛素功能的作用，缺乏时会出现皮炎、难治性腹泻、失眠、健忘等症状。

老年人由于食欲差，吸收功能减退，容易造成水溶性维生素缺乏。在饮食中要注意按照平衡膳食的原则，根据自己身体的情况，尽量不偏食、不挑食以保证水溶性维生素的摄取。

◎ 什么样的老年人适合增加食物纤维

流行病学调查显示：食物纤维的减少，使人的高脂血症、肥胖症、糖尿病、便秘和胆石症等疾病增加，胃口好体型胖的老年人应适当增加膳食纤维。常见的需要补充食物纤维的老年人如下：

1.由于不爱活动或长期卧床而引起便秘者。

2.由于平时进食高脂肪、高胆固醇膳食引起胆结石者。

3.心血管疾病如冠心病、高血压、动脉硬化患者。

4.代谢性疾病如糖尿病、痛风、肥胖症等患者。

在增加膳食纤维的同时，要注意补充维生素和矿物质的摄入。因为膳食纤维、矿物质和维生素都存在于食物中，在增加膳食纤维时维生素和矿物质的吸收会受到影响，这种情况下就需要错开进食高纤维餐，补充含维生素和矿物质丰富的食品或补充一些像金施尔康、善存等片剂。

膳食纤维对老人并不总有益

膳食纤维同其他营养物质一样，既有有利于身体健康的一面，也有不利的一面，所以膳食纤维不是吃得越多越好。大量的膳食纤维缩短食糜在肠道的停留时间，减少小肠对营养物质的吸收，减少维生素和矿物质的吸收，如锌、钙、铁、B族维生素的吸收和利用。

1.锌元素缺乏时组织细胞不能正常更新。

2.钙元素缺乏时骨骼中钙的丢失增加。

3.铁的不足加重了老年人的贫血。

4.维生素的不足使各种酶的活力下降。

正常的物质代谢减慢，会出现一系列的营养问题。尤其是患有慢性胃炎、肠炎的老人，还要减少食物纤维的摄入，因为膳食纤维会加重病情，不利于疾病的康复。适量的膳食纤维摄入，有利于机体的健康。适量的膳食纤维体现在饮食中是：主食的粗粮、细粮合理搭配，适当选择小杂粮，绿叶蔬菜400～500克，水果100～150克，基本就能满足需要。

老年人不要过多补充维生素

容易中毒的维生素是脂溶性的，因为它们不溶于水，不能像水溶性维生素那样可以从尿中排泄，所以摄入过多容易在体内蓄积出现中毒症状。

维生素A又称抗干眼病维生素，只存在于动物性食品中，植物中存在的β-胡萝卜素在体内可转变为维生素A。维生素A的作用在维持眼睛的视觉功能，维持皮肤和黏膜的完整，维持骨骼的正常发育，提高机体的免疫力等方面。维生素A中毒一般是一次大量地误服和长时间小量的积累，主要的表现有头痛、恶心、呕吐、肌肉僵硬、肝肿大等。

维生素D又称抗佝偻病维生素，人体皮下储存的7-脱氢胆固醇，在紫外线照射下转变为维生素D_3，植物中的麦角固醇在紫外线照射下转变为维生素D_2。食物中的维生素D在肝脏和肾脏羟化酶作用下变为有活性的维生素D。活性维生素D可促进钙、磷的吸收，利于骨的生成和钙化，维持血液钙磷浓度。维生素D中毒时主要表现为食欲不振、呕吐、头痛、高钙血症，严重时可引起肾功能衰竭。

维生素A和维生素D既容易缺乏又能引起中毒，需要在平时的饮食中注意既要有意识地去补充，又要防止补充得过量。一般食物补充相对安全，如需使用药物补充则应在医生指导下进行。

维生素E能延缓衰老，有人把维生素E当作"长生不老"的保健品，长期大量服用。殊不知，维生素E每天推荐摄入量14毫克，最高不建议超过700毫克，超过此值则可出现中毒症状，可致骨骼肌无力，出现疲劳、肌肉酸痛以及生殖功能紊乱和胃肠症状，如腹痛、腹泻、肠绞痛等。

🏵 春季饮食原则

多食驱散阴寒、助春阳生发的食物

春季阳气生发，万物复苏，气候由寒转暖，是人体新陈代谢最活跃、营养消耗相应增加的季节，但气候变化无常，或阳光普照，和风送暖，或阴雨连绵，寒气袭人。老年人因耐受性差，抵抗力弱，稍不注意，便会引起旧病复发或诱发新病，危害健康甚至危及生命。

因此，老年人应根据季节变化，从饮食上给予调整，顺应季节变化，在饮食中根据中医理论，进行食补，以应对季节对老人的侵袭，提高生活质量。

根据中医学中"春夏养阳"的理论，应多选用既生发又富营养之品，可适当吃些葱、姜、蒜、韭菜等祛散阴寒、助春阳生发的食物，这些食物所含的有效成分，具有杀菌防病的功效。另外适当进食鸡肉、鱼肉、瘦肉、鸡蛋、牛奶、豆制品等优质蛋白食物，可满足老人各组织器官功能对营养的需要。为滋补脾胃，少吃酸或油腻等不易消化的食物。

春季新鲜蔬菜较多，多吃菠菜、豆芽、芹菜、油菜、莴苣、胡萝

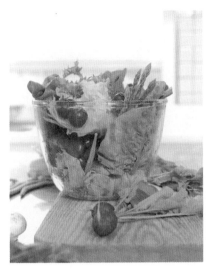

卜、菜花、柿子椒、嫩藕、春笋、春韭等黄绿色蔬菜和应季水果，以补充维生素和矿物质。此时，应食用各种既有营养又有治疗作用的食用菌和野菜，如荠菜、马齿苋、鱼腥草、蕨菜、竹笋、香椿等；这对于因冬季内热偏胜者，还可以起到清热泻火、凉血明目、消肿利尿、增进食欲等作用。

增加能量，补充优质蛋白质

春季气温变化大，所以春季的营养构成应以适当增加能量为主，尤其是早春，春寒料峭，能量消耗增加，如能量供给不足，人体御寒能力和抵抗力下降，所以在老人的饮食中，应适当补充一些高能量的食物，如坚果、糕点、芝麻糊、核桃粉、蜂蜜等。

由于冷热刺激可使体内的蛋白质分解加速，导致机体抵抗力降低而致病，这时需要补充优质蛋白质食品，如乳类、禽蛋、鱼虾类、鸡肉、兔肉、瘦肉和豆制品等。它们富含蛋氨酸，具有增加人体耐寒功能的作用，也可增加机体的抵抗力，在老人的食谱中应合理安排，切忌大鱼大肉、油腻厚味。

保证足够的维生素与矿物质

春天细菌、病毒等微生物开始繁殖，活力增强，容易侵犯人体而致病。所以，在饮食上应摄取足够的维生素和矿物质。

蔬菜水果中的小白菜、油菜、柿子椒、番茄等新鲜蔬菜和柑橘、柠檬等水果，富含维生素C，具有抗病毒作用；胡萝卜、苋菜等黄绿色蔬菜，富含胡萝卜素，具有保护和增强上呼吸道黏膜和呼吸器官上皮细胞的功能，从而可抵抗各种致病因素侵袭；富含维生素E的食物如芝麻、青色圆白菜、菜花等也应多选用。

春季可多吃些食用菌，如黑木耳、银耳、香菇、蘑菇等，它们富含矿物质和多糖类，对人体有一定的保健作用，可提高人体免疫功能，增强机体的抗病能力。

如果有些老人食量较小，不能补充充足的维生素与矿物质，可选用营养制剂，以补充饮食的不足。

春季老人的饮食安排

本着平衡膳食的原则，保证每日供给充足的蛋白质、维生素、矿物质、膳食纤维。老年人的饮食应多样，有粗有细、有荤有素、有干有稀、有菜有果、有奶有豆、营养丰富，适当多补充钙质。根据其生理特点，遵循"三多三少"的"清补"原则，即多蛋白质、多维生素、多膳食纤维，少油、少糖、少盐。

每天食物种类最好能达到30种以上，如达不到，也尽量供给多种类食物的饮食，每日5～6餐，即3主餐，2～3次加餐。动物性食物要占每天蛋白质的1/3，肉类50～75克，乳类300毫升，豆类20克，蛋类25～50克，水产类50克；肉类可多选鸡肉、兔肉、牛肉等。多增加一些应季新鲜的蔬菜、水果，蔬菜每天应达到400～500克（8两～1斤），绿叶菜要占到1/2以上，水果每天1～2个。每周应安排2～3次海产品，制作宜清淡、少厚味、细软易消化，尤其是已失牙的老人，少选质地硬不易咀嚼的食物。

夏季饮食要注意钠盐的补充

饮食平衡，要注意钠盐的补充

夏季天气炎热，尤其是在"湿热"环境中，容易出现不思饮食、消化不良、疲乏无力、心烦气躁等多种"苦夏"症状。因此，夏天也应该根据夏季的特殊性给予营养补充，应清补。

这一点对于老人来说尤为重要，因为人到老年以后，舌面上的味蕾减少萎缩，嗅觉细胞更新缓慢，加之炎热引起机体的一系列生理改变，食欲比年轻人要差。这时，如不注意"补"，又一味追求所谓的"清淡"，老人的饮食能量及很多必需营养素摄入不足，再加之老年人消化吸收能力较差，有可能造成老年人体重减少、免疫功能下降。

其实我们所说的清淡就是少吃厚味和热性的食物，如羊肉、牛肉、狗肉、辛辣食物，可选用具有一定解暑生津功效的食物来补充人体的消耗，如乳类、鸭、鸡、猪肉、鱼肉、豆制品、蔬菜、瓜类和水果等，这些食品有利于清热解暑。

夏天易出汗，汗的主要成分是水、盐分（氯化钠等），还有少量尿素等。一个人如果不出汗，就会生病。然而，出汗过多也可能不正常。另外，夏季炎热，出汗多，大量水分从皮肤丢失，随着汗液排出了许多机体的代谢废物，体内的电解质亦被排出体外，尤其是钠盐，造成体内水盐代谢失调，亦使血液中合成胃酸所必需的氯离子储备减少，导致胃酸浓度下降而引起食欲减退和消化功能紊乱。

充分补充水分和钠盐是夏季中老年人养生不可忽视的一点。除了补水之外，每日食盐的供给应适当增加。如果大量饮用白开水而未补足盐分，还会由于电解质紊乱引起肌肉抽搐或肌肉痉挛性疼痛。夏季制作饮食可以将菜肴或汤的味调得稍咸些，以补充因出汗而失去的盐分，维持水盐平衡。但也不宜过咸，以免增加肾脏负担，引起肾脏排泄钠离子和水的功能减退，造成高血压或心力衰竭。

夏季的饮食安排

少吃多餐，保护食欲

适当增加1～2餐，从原来的4～5餐增加到5～6餐，如果老人出现食欲缺乏的情况，还可视情况再增加餐次，少吃多餐。

老年人的零食可选用绿豆粥、莲子粥、银耳百合粥、荷叶粥、八宝粥、扁豆粥和水果羹、银耳羹、莲子羹等，可安排在正餐后1.5～2小时给予加餐。

平衡膳食，合理搭配

食物选择尽量做到粗细搭配，荤素搭配，干稀搭配，品种多样，每天应保证300～500毫升奶类，可根据个人情况选择低脂奶、脱脂奶或酸奶。对牛奶不耐受的老人，可以选择酸奶或豆浆等替代品，这类食物既易消化，又富含优质蛋白和丰富的钙质。

每天应有一定量的豆类及其制品，建议每日摄入量25～50克，量不要太大，以免影响其他蛋白质食物的摄入。不爱吃肉的老人可增加豆制品的摄入量。

另外，绿豆、红小豆也是夏季的保健食品，也可以经常食用，但应该与主食互换。可制成绿豆羹、红豆羹作为加餐食用，有清热解

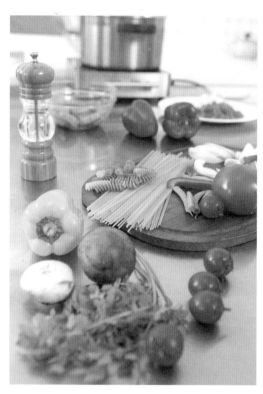

毒、消暑利湿的作用。同时还可以补充由于排汗丢失的一些营养素，如B族维生素、钾、钙、锌等。

多吃水果但不过量

水果可以提供丰富的水分、维生素C、膳食纤维及矿物质钾，尤其是瓜类如西瓜、香瓜、甜瓜等有清热解暑、生津止渴、除烦利尿等功能，是夏季消暑热的佳品。每天应保证有200～250克水果，但不要过多，否则有可能影响其他食物的摄入。

科学饮水

夏季老人要注意补充水分，以饮温开水或温的淡茶水为好，少量多次，每餐都应有充足的汤类，还可以自制绿豆汤、乌梅汤、山楂水、菊花茶等饮料，最好不喝碳酸饮料和含糖饮料。建议早晨起床后及晚间睡前饮一杯温开水。

秋季饮食要注意养肺

秋季燥热，饮食要注意滋阴润燥

秋季燥热，燥伤津液，人们会感到咽干鼻燥，皮肤干涩、皲裂，大便郁结，口渴欲饮。饮食关键是滋阴润燥、益中补气，故秋季饮食应以清淡滋润为宜，牛奶、豆浆、汤粥类是必要的饮品，饮食要以"滋阴润肺"为基本准则。

具有滋阴润燥的食物有芝麻、雪梨、荸荠、蜂蜜、银耳、百合、苹果、香蕉、葡萄、蔬菜、萝卜、藕、豆制品等。另外还应"少辛增酸"。因辛味食物易至燥，酸味食物能生津，少吃葱、姜、蒜、辣椒等辛辣食品；多吃些酸味的水果，如柑橘、山楂、石榴、葡萄等。对于年老胃弱的人，可晨起喝些保健粥以益骨生津。

由于秋季干燥，燥邪伤人，容易耗人津液，老人容易发生大便干燥，应多吃一些含膳食纤维较高的食物如水果、蔬菜、薯类以润肠通便。主食也应有一定的粗杂粮和全谷类食物，富含膳食纤维的食物不但能增加大便体积，还能对其他一些老年病有预防和饮食治疗作用。因此，老年人常吃豆腐渣、粗杂粮、燕麦片、香蕉、圆白菜、小白菜、胡萝卜、芹菜等含膳食纤维丰富的食物是非常有益的。另外，还可用宣肺化痰、滋阴益气的中药自己制作食疗的食物进行秋季保健，如麦冬粥、百合粥、杏仁川贝糯米粥、黑芝麻粥、杏仁羹、百合银耳羹、川贝蒸梨等。根据秋季的特点，可适当服用一些维生素类制剂，以补充饮食不足。

早秋和晚秋食物有何不同

早秋是与夏季紧密连接的季节，经过酷热的夏季，很多人都有不同程度的脾胃功能减弱现象，特别是体虚老者，所以在秋季进补之前，脾胃应有一个调整适应的阶段。可先补食一些既富有营养，又易消化的食物，以调理脾胃功能，如鱼、各种动物瘦肉、禽蛋，以及山药、红枣、莲藕等。此外，奶制品、豆类及新鲜蔬菜、水果均宜多吃，药食兼优的菱角、板栗也是调理脾胃的佳品，它们均含有糖类、蛋白质及多种维生素，具有补中益气、开胃止渴、固肾养精等功效。

早秋季节多温燥，气温仍然较高，饮食应以清淡滋润为宜，以"滋阴润肺"为基本准则，适当多饮开水，食用一些具有滋阴润燥的食物如芝麻、雪梨、银耳、蜂蜜、香蕉、葡萄、萝卜、冬瓜、百合、番茄等。少吃葱、姜、蒜、辣椒等辛辣食物与调料，可增加酸味的食物如山楂、酸梨、柑橘、柠檬类水果。由于气温较高，还要注意饮食卫生，老年人胃肠功能差，对冷的刺激比较敏感，尽量少吃生冷食品及海鲜类食品，以免发生胃肠功能紊乱。天热若出汗较多，可适量补充些盐水，补充时以少量、多次、缓饮为准则。

晚秋季节，人体精气开始封藏，进食补品易吸收藏纳，有助于增强身体素质。此期间可适当多吃鸡肉、牛肉、猪肝、鱼肉以及红枣、莲子等。由于气温渐凉，气候多寒燥，老年人常显得津液不足而出现口干舌燥、大便秘结等症状，饮食应滋阴润燥养肺，多吃一些润肺生津的食物，如牛奶、豆浆、番茄、梨、香蕉、红枣、莲子及禽蛋、瘦肉等，不吃或少吃辛辣食品，以改善脏腑功能，增加抗病能力。

秋天应注意挑选有润肺功能的食品

中医认为，肺与秋气的关系十分密切，应多吃有润肺生津作用的食品。大自然为人们准备的润燥之品是大量的水果，如梨、甘蔗、荸荠、柚、枇杷、柑橘、香蕉、柿子等为良好的润燥之物。肺喜润恶燥，这些水果都是润肺的良品。另外还有不少食物也具有很好的润肺功能，如银耳、百合、萝卜、薏米、豆腐、白果、花生、松子、冬瓜、动物肺、鸭肉、鲢鱼等，从中医理论讲，这些食物都有其性味归经，不同症候要选不同的食物。

中医一向讲究药食同源，很重视通过调节饮食提高人体的抗病能力。因此，通过养肺气来达到提高免疫功能的食疗效果是值得肯定的。不过，人们食用时应首先了解清楚食物的药效。

如食用白萝卜，痰多、咳嗽者较为适宜；食用百合，对秋燥引起的久咳、干咳较适宜。以熬粥、煮水饮效果较佳；食用绿豆，适宜内火旺盛的人；荸荠能清热生津，生吃、煮水均可。

同时，由于人的个体素质差异较大，所以服用时要根据自身的情况对症选食，而且要注意同时忌食过于辣、咸、腻等食物。

另外，山药、莲心、芝麻、蜂蜜、红枣、芡实、鱼鳔和燕窝等都有滋阴润肺作用，冰糖银耳汤、黄精秋梨汤、雪梨膏、百合莲米汤、山药莲米汤、芡实山药羹等也有养阴润肺作用，不妨常食。

介绍几种有润肺功能的生活中可经常食用的食物：

梨有清热解毒、润肺生津、止咳化痰等功效。生食、榨汁、炖煮或熬膏，对肺热咳嗽、麻疹及老年咳嗽、支气管炎等症有较好的效果。若与荸荠、蜂蜜等榨汁同服，效果更佳。

石榴有生津液、止烦渴的作用。凡津液不足、口燥咽干者，可用石榴捣汁或煎汤饮，能清热解毒、润肺止咳。

甘蔗汁性平味甘，为解热、生津、润燥、滋养之佳品，能助脾和中、消痰镇咳、治噎止呕，有"天生复脉汤"之美称。可用于治疗口干舌燥、津液不足、高烧烦渴等症。

柑橘有生津止咳、润肺化痰、醒酒、利尿等功效。适用于身体虚弱、热病后津液不足口渴、伤酒烦渴等症，榨汁或蜜煎，治疗肺热咳嗽尤佳。

柿子有润肺止咳、清热生津、化痰软坚之功效。鲜柿生食，对肺痨咳嗽、虚热肺痿、咳嗽痰多、虚劳咯血等症有良效。红软熟柿，可治疗热病烦渴、口干唇烂、心中烦热等症。

百合有养肺阴、滋肺燥、润肺止咳、清心安神之功效，对肺结核、支气管炎、支气管扩张及各种秋燥病症有较好疗效。熟食或煎汤，可治久咳、干咳、咽痛等症。

萝卜能清热化痰、生津止咳、益胃消食，生食可治疗热病口渴、肺热咳嗽、痰稠等症，若与甘蔗、梨、莲藕等榨汁同饮，效果更佳。

荸荠有清热生津、化湿祛痰、凉血解毒等功效。可治疗热病伤津、口燥咽干、肺热咳嗽、痰浓黄稠等病症，与莲藕榨汁一起饮用效果更佳。

银耳能润肺化痰、养阴生津，做菜肴或炖煮食用，可治疗阴虚肺燥、干咳无痰或痰多黏稠、咽干口渴等病症，与百合一起做羹食用疗效尤佳。

蜜枣能够益气生津、润肺。平时煲汤或者煮糖水的时候可以放入几粒蜜枣。

蜂蜜能补中、润燥、解毒，常用于治疗肺燥咳嗽。每天清晨起床的时候倒1～2调羹，用温水冲开，空腹饮用，长此以往不仅能润肺，而且可以解毒养颜。

柚子能化痰、止咳、益肺。不过由于柚子性寒，所以也不能过量食用，吃2～3块即可。

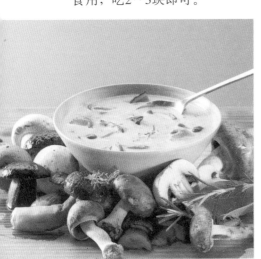

金橘甘甜润肺、开胃健食、止渴生津。橘子都有此功效，不过最有益身体的是小金橘，要把它纳入自己的日常水果单中。

需要注意的是，食用新鲜水果和蔬菜一定要适量，过食或暴食亦会影响身体健康。新鲜水果含糖量较高，老年人及糖尿病患者需定量食用，一般一天1～2个即可。

◎ 冬季饮食要保证充足的能量

冬季注意要有充足的能量保暖

冬季，气候寒冷，阴盛阳衰。人体受寒冷气温的影响，内分泌系统会自我调节，体内的甲状腺素、肾上腺素等分泌增加，从而使蛋白质、脂肪、糖类三大类产热营养素的分解增加，以增加机体的御寒能力，这样就会造成人体热量消耗和散失过多。因此，合理地调整饮食，保证人体必需营养素的充足，能提高老人的耐寒能力和免疫功能，使他们安全、顺利、健康地过冬，是十分必要的。

由于外界气温降低导致人体散热加速，再加上冬季服装增加身体负荷，人体基础代谢率增加，能量消耗也随之增加，蛋白质代谢增加，糖类利用增加，这都是人体为了防寒保护脏器而发生的调节，所以饮食也应有相应的调整。首先增加能量的摄入，由于基础代谢增加，能量供给在寒冷条件下可增加10%～15%，最好根据老人的活动强度适当调整。

由于冬季蛋白质的分解代谢增强，易出现负氮平衡，蛋白质供给要充足。必需氨基酸有增加机体耐寒能力的功能，所以饮食中优质蛋白应占总蛋白的35%～50%，如瘦肉、鸡蛋、鱼类、乳类、豆类及其制品等；脂肪的供给比例可适当增加到25%～30%，有助于提高耐寒

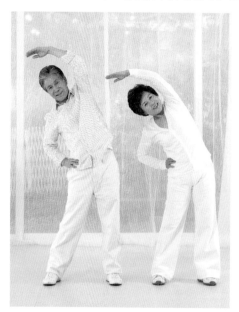

能力，但不能过高，还要注意预防高脂血症，如已有血脂增高的倾向，就不能增加脂肪的供给，还应保持稍低的脂肪比例。

增加维生素及矿物质的摄入，主要有维生素A、维生素C、维生素B_1、维生素B_2、烟酸、泛酸，矿物质，如钙、钠、镁、锌、碘等，这对人体尽快适应低温环境有积极作用及在寒冷环境下的机体有保护作用。必要时可每日服用维生素和矿物质制剂，以补充足够的微量营养素供给。

冬季老人食物供应数量和种类上应遵循平衡膳食原则，能量食物和蛋白质食物充足；充足且种类丰富的新鲜水果、蔬菜；要增加动物肝脏、蛋类、牛奶及瘦肉的供给，膳食制作细软易于消化吸收，食物要热，每日4~6餐，最好辅以粥类，如羊肉粥、红薯粥、南瓜粥、山药粥、鳝鱼胡萝卜粥、皮蛋瘦肉粥等。

注意补充温热食品

冬令进补应顺应自然，注意养阳，以滋补为主。根据中医"虚则补之，寒则温之"的原则，在膳食中应多吃温性、热性，特别是用温补肾阳的食物进行调理，以提高机体的耐寒能力。

中医学中温性与热性同属一种性质，都有温阳、散寒的作用，医学上常用来治疗寒证和阴证。凡是表现为面色苍白，口中发淡，即使渴也喜欢喝热开水，怕冷，手足四肢清冷，小便清长，大便稀烂，舌质淡，脉沉迟的病症，可以使用温热性的药物与食物。

在日常食品中，常见的温性食品有：

谷类有面粉、高粱、糯米、薏米及其制品；蔬菜有扁豆、青菜、黄芽菜、芥菜、香菜、辣椒、韭菜、南瓜、蒜苗、蒜薹、大蒜、大葱、生姜、熟藕、熟白萝卜；肉类有羊肉、狗肉、黄鳝、河虾、海虾、雀肉、猪肝；奶制品中的奶酪；禽蛋中的鹅蛋；水果中的荔枝、桃子、红枣、杨梅、核桃、杏仁、橘子、樱桃等；干果中的栗子、核桃、葵花籽、荔枝干、桂圆；调味品中的酒、醋、酒酿、红糖、饴糖、芥末、茴香、花椒、胡椒、桂花；饮料中的红茶、咖啡。

如食物曾用火处理过，其性质也会偏向热性，所以经烧、烤、烘、炒、爆、煎、炸处理过的食物性多燥热。像花生为平性食物，可是我们平常所吃的花生米如炒过或油炸过的，就是热性的食物。白萝卜、蜂蜜如果生吃为凉性的食物，可是熟食就变为温性的食物。

到了冬季，如果需要温补时，可合理选择一些温热食物给予食补，狗肉和羊肉是老人冬季滋补佳品。老年人每天晨起服人参酒或黄芪酒1小杯（不超过1两），可防风御寒活血。体质虚弱的老年人，冬季常食炖母鸡、精肉、蹄筋，常饮牛奶、豆浆等，可增强体质。将牛肉适量切小块，加料酒、葱、姜，用砂锅炖烂，食肉喝汤，有益气止渴、滋养脾胃之功效。

现代医学认为，冬令进补能提高人体的免疫功能，促进新陈代谢，使畏寒的现象得到改善。冬令进补还能调节体内的物质代谢，使营养物质转化的能量最大限度地储存于体内，有助于体内阳气的生发，为来年的健康打好基础。俗话说"三九补一冬，来年无病痛"，就是这个道理。

哪些食品有温肾助阳的作用

虾味道鲜美，补益和药用作用都较高。中医学认为，其味甘、咸，性温，有壮阳益肾、补精，通乳之功。凡久病体虚、气短乏力、不思饮食者，都可将其作为滋补食品。人常食虾，有强身壮体之效果。

淡菜又名胎贝、壳菜、海红。其味甘咸，性温，有温肾固精、益气补虚功效。适用于男子性功能障碍、遗精、阳痿、房劳、消渴等症。男子常食可强壮身体，增强性功能。

泥鳅味甘，性平，有补中益气、养肾生精功效。对调节性功能有较好的作用。泥鳅中含一种特殊蛋白质，有促进精子形成的作用。成年男子常食泥鳅可滋补强身。

驴肾味甘，性温，有益肾壮阳、强筋壮骨功效。可治疗阳痿不举、腰膝酸软等症。

牡蛎又称蛤蛎、蚝子。有滋阴潜阳、补肾涩精功效。男子常食牡蛎可提高性功能及精子的质量。对男子遗精、虚劳乏损、肾虚阳痿等有较好的效果。

鹌鹑肉嫩味香，香而不腻，一向被列为野禽上品。俗话说"要吃飞禽，还数鹌鹑"。鹌鹑的肉和蛋是很好的补品，有补益强壮作用。中医学认为，鹌鹑肉可"补五脏，益精血，温肾助阳"。男子经常食用鹌鹑可增强性功能，并增气力、壮筋骨。

羊肉味甘，性热，有补肾壮阳、暖中祛寒、温补气血、开胃健脾等作用。《本草纲目》记载"羊肉能暖中补虚、补中益气、开胃健身，治虚劳寒冷……"因此，寒冬常吃羊肉可益气补虚，祛寒暖身，增加血液循环，增加人体御寒能力，是冬令滋补佳品。

海参味甘、咸，性温，有补肾益精、养血润燥、镇惊宁心、止血解毒功效。《本草从新》记载海参有"补肾益精、壮阳疗痿"的作用。现代研究证实，有明显抗癌、抑癌作用，还可抑制多种霉菌。

韭菜又叫起阳草、懒人菜、长生韭、扁菜等。现代医学研究证明，韭菜除含有丰富的膳食纤维素外，还含有挥发油及含硫化合物，具有促进食欲、杀菌和降低血脂的作用。《本草拾遗》中写道："韭菜温中下气，补虚，调和脏腑，令人能食，益阳。"

核桃仁味甘，性温，有补肾固精、温肺定喘、润肠等作用。可用于治疗肾虚喘咳、腰痛脚软、阳痿遗精、小便频数、大便秘结等症。还可防治高血压，促进脑和神经细胞发育。

山胡桃仁味甘，性温，有补肾固精、润肺定喘、润肠的作用，用于治疗肾虚引起的腰腿酸痛、老年咳嗽气喘及大便不通、产后便秘、健忘失眠、精血不足而导致的脱发等症。

山药味甘，性平、温，有固肾益精、健脾止泄、补肺益气的作用，用于遗精遗尿、慢性肾炎、脾虚食少、四肢倦怠、便溏泄泻、久痢、带下等症。

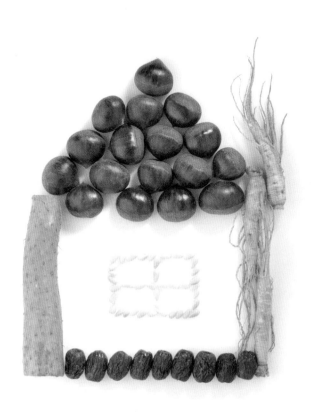

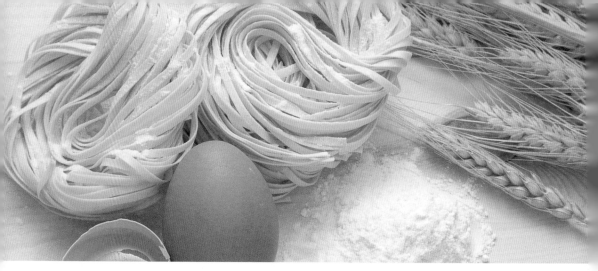

 "盐"多必失：中国人该怎么吃

封面设计	刘潇然
版式设计	孙阳阳
图片提供	北京全景视觉网络科技有限公司
	达志影像
	华盖创意图像技术有限公司
	上海富昱特图像技术有限公司